치매박사 박주홍의
두뇌 홈트레이닝

Foreign Copyright:
Joonwon Lee   Mobile: 82-10-4624-6629
Address: 3F, 127, Yanghwa-ro, Mapo-gu, Seoul, Republic of Korea 3rd Floor
Telephone: 82-2-3142-4151
E-mail: jwlee@cyber.co.kr

치매박사 박주홍의
두뇌 홈트레이닝 6권

2025. 7. 28. 초 판 1쇄 인쇄
2025. 8. 6. 초 판 1쇄 발행

지은이 | 박주홍
그 림 | 플러스툰
펴낸이 | 최한숙
펴낸곳 | BM 성안북스
주 소 | 04032 서울시 마포구 양화로 127 첨단빌딩 3층(출판기획 R&D 센터)
       10881 경기도 파주시 문발로 112 파주 출판 문화도시 (제작 및 물류)
전 화 | 02) 3142-0036
       031) 950-6378
팩 스 | 031) 955-0510
등 록 | 1987. 9. 18. 제406-1978-000001호
출판사 홈페이지 | www.cyber.co.kr
이메일 문의 | smkim@cyber.co.kr
ISBN | 978-89-7067-468-1 (13510)
정 가 | 17,000원

이 책을 만든 사람들
총괄·진행 | 김상민
기획 | 북케어
편집 진행 | 김혜인
본문·표지 디자인 | 정유정
홍보 | 김계향, 임진성, 김주승, 최정민, 이새봄
국제부 | 이선민, 조혜란
마케팅 | 구본철, 차정욱, 오영일, 나진호, 강호묵
마케팅 지원 | 장상범
제작 | 김유석

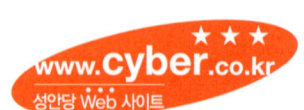

이 책의 어느 부분도 저작권자나 BM 성안북스 발행인의 승인 문서 없이 일부 또는 전부를 사진 복사나 디스크 복사 및 기타 정보 재생 시스템을 비롯하여 현재 알려지거나 향후 발명될 어떤 전기적, 기계적 또는 다른 수단을 통해 복사하거나 재생하거나 이용할 수 없음.

■ 도서 A/S 안내

성안당에서 발행하는 모든 도서는 저자와 출판사, 그리고 독자가 함께 만들어 나갑니다.
좋은 책을 펴내기 위해 많은 노력을 기울이고 있습니다. 혹시라도 내용상의 오류나 오탈자 등이 발견되면 **"좋은 책은 나라의 보배"**로서 우리 모두가 함께 만들어 간다는 마음으로 연락주시기 바랍니다. 수정 보완하여 더 나은 책이 되도록 최선을 다하겠습니다.
성안당은 늘 독자 여러분들의 소중한 의견을 기다리고 있습니다. 좋은 의견을 보내주시는 분께는 성안당 쇼핑몰의 포인트(3,000포인트)를 적립해 드립니다.
잘못 만들어진 책이나 부록 등이 파손된 경우에는 교환해 드립니다.

부모님을 위한 치매 예방 3개월 두뇌 훈련 프로그램

치매박사 박주홍의
두뇌 홈트레이닝
하루 한 장 두뇌 깨우기!

한의학박사·의학박사·보건학석사
박주홍 지음

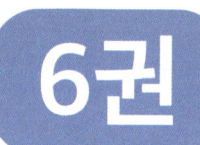

6권

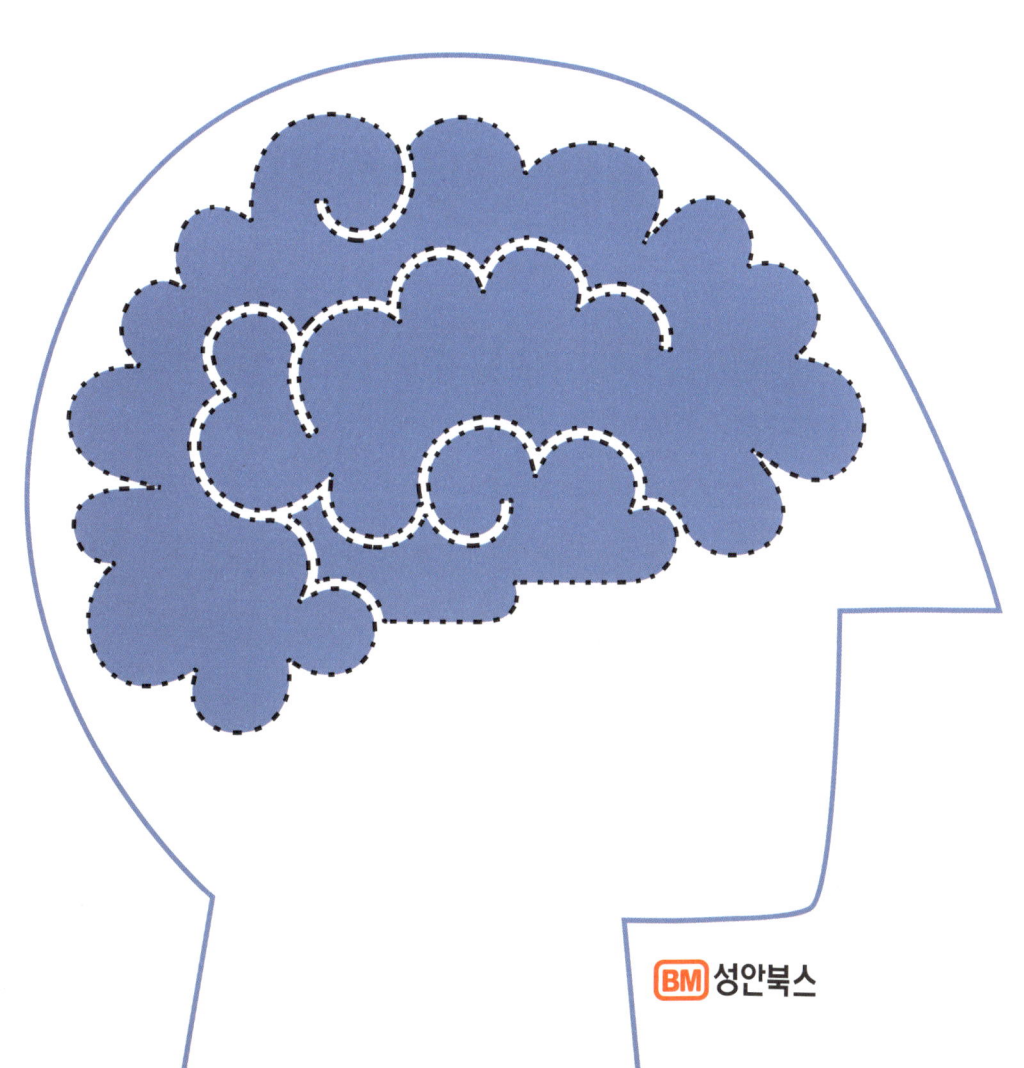

BM 성안북스

머리말

치매는 막연한 남의 이야기, 훗날의 이야기가 아니라 바로 지금, 부모님 세대와 나, 우리의 문제이다. 치매는 어느 날 갑자기 찾아오는 병이 아니기 때문에 젊었을 때부터 미리 준비하고 대비해야만 나중에 후회하지 않을 수 있다. 치매는 무엇보다도 정신 활동을 이용하고 제어하는 능력, 다시 말해 생각하고, 원하고, 행동하는 능력을 퇴보시킨다. 지금 내 눈앞에 무슨 일이 벌어지고 있는지, 자신이 어디에 있는지, 그리고 자신이 누구인지 모르게 만들 수 있다.

때문에 치매에 걸리면 통제력 상실, 정신적·신체적 무기력, 사회적 능력 퇴보, 고립, 스트레스, 우울증의 악순환이 시작될 수도 있다. 그렇기 때문에 이런 악순환의 고리를 끊어 줄 수 있는 매일매일 실천하는 뇌 건강법이 꼭 필요하다.

치매 환자를 진료하고, 보호자 가족과 상담하다 보면 병원에서의 의학적 치료만으로 환자가 회복하기엔 턱없이 부족한 경우가 다반사이다. 치매를 치료하려면 눈에 보이지 않는 기억력 개선과 인지 기능의 향상을 위해 평소 환자의 마음챙김, 식습관, 생활습관, 운동, 취미활동 등을 건강하게 가지려는 노력이 함께 이루어져야 하기 때문이다.

치매는 신체적 질병임과 동시에 정신적 질병이라고 할 수 있다. 때문에 다른 병들과 달리 병원에서의 의학적 치료와 가정에서의 생활 치료가 반드시 병행되어야 증상이 악화되는 것을 억제하고, 이를 극복할 수 있다. 그렇기 때문에 치매 환자의 치료는 원래 치료뿐만 아니라 가정에서 매일매일 실천 가능한, 뇌를 똑똑하게 만들어 주는 체계적인 '두뇌 홈트레이닝'이 꼭 필요하다.

몇 십 년 동안 치매를 연구하고 치매 환자를 진료해 온 의사로서 느낀 점은 치매가 의학적 치료만으로 치료하기 매우 어려운 질환이라는 것이다. 그리고 의학적 치료만큼이나 평소 환자의 몸속에 있는 '스스로를 낫게 하는 힘', 즉 '회복탄력성(Resiliency)' 또는 '자가치유능력(Self-care)'을 증진시키는 것이 중요하다는 것이었다. 회복탄력성(자가치유능력)을 증진시키는 방법에는 평소 자신의 마음을 건강하게 할 수 있는 마음챙김(명상)하기, 뇌 기능을 향상시키는 음식 섭취, 뇌를 건강하게 하는 생활습관 가지기, 뇌에 활력을 주는 운동하기, 뇌를 즐겁게 해 주는 취미활동하기 등이 있다.

필자는 『치매박사 박주홍의 두뇌 홈트레이닝』을 통해 치매 환자뿐만 아니라, 정신적·육체적 노화를 겪고 있는 분들의 회복탄력성(자가치유능력)을 극대화하여 치매를 예방하고 극복하는 데 큰 도움이 되리라 확신한다. 더불어 제아무리 좋은 구슬도 꿰지 않으면 보배가 되지 못하듯, 두뇌 홈트레이닝도 매일매일 실천하지 않으면 무용지물임을 명심하길 바란다.

끝으로 '마음'과 '뇌'와 '몸'을 함께 살피면서 치매를 극복하는 데 도움이 되고자 하는 필자의 <소올하버드 3.3.3통합치료>의 이론적 토대를 형성하는 데 큰 도움을 주신, 심신의학의 세계 최고 권위자이자 하버드대학교 의과대학 허버트 벤슨 교수님, 2011년 노벨의학상을 수상하신, 면역학의 세계적인 대가 텍사스대학교 사우스웨스턴 메디컬 센터의 브루스 보이틀러 교수님, 통합의학의 세계적인 석학 하버드대학교 의과대학의 피터 웨인 교수님, 시스템 생물학의 세계적인 대가 영국 옥스퍼드대학교의 데니스 노블 교수님 등 필자에게 학문적 가르침을 주신 많은 분들께 깊은 감사의 말씀을 드린다.

치매 없는 행복한 세상을 꿈꾸며
한의학박사·의학박사·보건학석사 **박주홍**

치매박사 박주홍의
두뇌 홈트레이닝 사용설명서

　이 책은 뇌를 효율적으로 단련하고 치매를 예방하기 위한 3개월 두뇌 홈트레이닝 프로그램을 제공하고 있습니다. 운동을 하면 근육이 발달하는 것처럼 브레인 피트니스를 통해 뇌를 단련할 수 있는 것입니다.
　이 책에서는 <주의집중·계산력>, <주의집중·내용 파악>, <주의집중·시각적 내용 파악>, <공간 파악·변화 이해>, <주변 상황 파악·공간 지각력>, <언어 및 시각·이해와 결합> 등에 대해서 다루고 있습니다.
　<계산력>과 관련된 문제는 '돈 계산하기', '주사위 아랫면 계산하기' 등이 있습니다. '돈 계산하기'는 우리가 일상생활에서 사용하는 다양한 지폐와 동전의 앞뒷면을 무작위로 배치하여 해당 지폐와 동전이 무엇인지, 몇 장인지, 모두 합한 금액은 얼마인지를 계산하는 것입니다. '주사위 아랫면 계산하기'는 단순히 계산하는 것이 아니라, 주사위의 윗면 눈금을 보고 반대면의 눈금이 얼마인지 유추하여 계산하는 것입니다. 한 번 더 생각하게 함으로써 뇌를 더욱 효과적으로 사용할 수 있도록 하였습니다.
　<내용 파악>과 <시각적 내용 파악>과 관련된 문제로는 '오름차순으로 동그라미 하기', '틀린 그림 찾기' 등이 있습니다. 주변에 있는 사물을 보다 집중해서 관찰하는 것을 연습하면서 내용을 명확하게 파악하는 것에 도움이 됩니다. 내용을 파악하는 데 걸리는 시간이 짧고, 그 정확도가 높을수록 뇌가 활발하게 움직이고 있다는 증거가 될 것입니다.
　<공간 파악·변화 이해>에서는 우리 주변에서 흔히 볼 수 있는 유형의 도형들을 제시하고, 각 도형을 일정한 방향으로 회전했을 때 어떤 모양의 도형이 나오는지 파악하도록 했습니다.

<주변 상황 파악·공간 지각력>에서는 같은 글자끼리 짝을 찾아서 잇는 문제를, <언어 및 시각·이해와 결합>은 숨겨진 사자성어 찾기나, 글자와 글자가 뜻하는 색깔이 일치하는지를 파악하는 문제 등을 통해 색다른 즐거움과 경험을 할 수 있도록 했습니다.

이 밖에도 미로 찾기, 컬러링 등을 통해서 집중력과 스트레스 해소는 물론 즐겁게 뇌를 단련할 수 있도록 준비했습니다.

뇌는 우리의 생각, 판단, 운동 감각 등을 담당하는 매우 중요한 기관입니다. 뇌 건강을 지키기 위해서는 무엇보다 매일매일 뇌를 골고루 사용해야 합니다. 이 책을 통해 건강하고 활력 있는 뇌를 유지하시길 바랍니다.

오전	오전 명상(20분) 소올차(또는 소올차주스) 마시기 두뇌 홈트레이닝 북 풀기(5~10분)
오후	산책(30분 내외) 소올차(또는 소올차주스) 마시기 해피버튼 지압(5분 정도)
잠들기 전	저녁 명상(20분) 소올차(또는 소올차주스) 마시기

두뇌 홈트레이닝 3개월(12주) 집중 체크리스트
(매일매일 기록해 보세요)

1개월

1주차	1일	2일	3일	4일	5일	6일	7일	메모
오전 명상								
소올차								
두뇌 홈트레이닝								
산책								
해피버튼 지압								
저녁 명상								

2주차	1일	2일	3일	4일	5일	6일	7일	메모
오전 명상								
소올차								
두뇌 홈트레이닝								
산책								
해피버튼 지압								
저녁 명상								

3주차	1일	2일	3일	4일	5일	6일	7일	메모
오전 명상								
소올차								
두뇌 홈트레이닝								
산책								
해피버튼 지압								
저녁 명상								

4주차	1일	2일	3일	4일	5일	6일	7일	메모
오전 명상								
소올차								
두뇌 홈트레이닝								
산책								
해피버튼 지압								
저녁 명상								

2개월

1주차	1일	2일	3일	4일	5일	6일	7일	메모
오전 명상								
소올차								
두뇌 홈트레이닝								
산책								
해피버튼 지압								
저녁 명상								

2주차	1일	2일	3일	4일	5일	6일	7일	메모
오전 명상								
소올차								
두뇌 홈트레이닝								
산책								
해피버튼 지압								
저녁 명상								

3주차	1일	2일	3일	4일	5일	6일	7일	메모
오전 명상								
소올차								
두뇌 홈트레이닝								
산책								
해피버튼 지압								
저녁 명상								

4주차	1일	2일	3일	4일	5일	6일	7일	메모
오전 명상								
소올차								
두뇌 홈트레이닝								
산책								
해피버튼 지압								
저녁 명상								

두뇌 홈트레이닝 3개월(12주) 집중 체크리스트
(매일매일 기록해 보세요)

3개월

1주차	1일	2일	3일	4일	5일	6일	7일	메모
오전 명상								
소올차								
두뇌 홈트레이닝								
산책								
해피버튼 지압								
저녁 명상								

2주차	1일	2일	3일	4일	5일	6일	7일	메모
오전 명상								
소올차								
두뇌 홈트레이닝								
산책								
해피버튼 지압								
저녁 명상								

3주차	1일	2일	3일	4일	5일	6일	7일	메모
오전 명상								
소올차								
두뇌 홈트레이닝								
산책								
해피버튼 지압								
저녁 명상								

4주차	1일	2일	3일	4일	5일	6일	7일	메모
오전 명상								
소올차								
두뇌 홈트레이닝								
산책								
해피버튼 지압								
저녁 명상								

부정적 생각이 만병의 근원이다

부정적인 생각, 스트레스의 누적

- 부정적 사고방식의 형성
- 스트레스의 원인은 부정적인 생각과 사고방식에 있다.

화병(Hwa-Byung)

- 아드레날린, 노르아레날린, 코르티솔의 분비
- 스트레스 호르몬의 누적과 혈관의 수축

우울증, 치매, 파킨슨병, 중풍, 심장병, 암 유발 가능성

- 도파민, 세로토닌, 엔도르핀, 옥시토닌의 분비 억제/ 스트레스 호르몬의 분비
- 스트레스 호르몬이 분비되어 우울증, 고혈압, 심장병, 편두통 등을 일으키며 면역력이 감소

목차

머리말 ·················· 6

1개월

1주차
- 1일 돈 계산하기 ·················· 26
- 2일 사용된 막대기는 몇 개? ·········· 27
- 3일 다른 글자 찾기 ················ 28
- 4일 활쏘기 ························ 29
- 5일 사진 틀린 그림 찾기 ············ 30
- 6일 아령의 무게는? ················ 31
- 7일 부분 그림 찾기 ················ 32

2주차
- 1일 다른 하나 찾기 ················ 33
- 2일 달팽이 ························ 34
- 3일 시간 맞추기 ·················· 35
- 4일 도형 따라 그리기 ·············· 36
- 5일 숨은 글자 찾기 ················ 37
- 6일 빈칸에 들어갈 숫자는? ·········· 38
- 7일 그림 찾아서 넣기 ·············· 39

3주차
- 1일 자기소개 하기 ················ 40
- 2일 그림의 답 알아내기 ············ 41
- 3일 다른 모양 찾기 ················ 42
- 4일 없는 쌍 찾기 ·················· 43
- 5일 같은 돈끼리 잇기 ·············· 44
- 6일 그림자 찾기 ·················· 45
- 7일 가로 틀린 그림 찾기 ············ 46

4주차
- 1일 주사위 뒷면 계산하기 ·········· 47
- 2일 가로 틀린 그림 찾기 ············ 48
- 3일 사각 퍼즐 옮겨 맞추기 ·········· 49
- 4일 미로 찾기 ···················· 50
- 5일 빠진 숫자 찾기 ················ 51
- 6일 다른 그림 찾기 ················ 52
- 7일 같은 것은 모두 몇 개? ·········· 53

2개월

1주차
- 1일 저금통 돈 계산하기 ············ 56
- 2일 오름차순으로 동그라미 하기 ······ 57
- 3일 물건 사기 ···················· 58
- 4일 동화 틀린 그림 찾기 ············ 59
- 5일 동전 지갑 계산하기 ············ 60
- 6일 속담 찾기 ···················· 61
- 7일 기차 계산하기 ················ 62

2주차
- 1일 공항에 왔어요 ················ 63
- 2일 물건의 값은? ·················· 64
- 3일 좌표 찾기 ···················· 65
- 4일 미로 찾기 ···················· 66
- 5일 올바른 숫자 찾기 ·············· 67
- 6일 저울 추측하기 ················ 68
- 7일 모눈종이 따라 그리기 ·········· 69

3주차

1일	키오스크 계산하기	70
2일	가려진 사자성어 맞추기	71
3일	10자리 수 계산하기	72
4일	숨은 숫자 찾기	73
5일	모두 몇 개일까?	74
6일	짝 찾아서 잇기	75
7일	물건 찾기	76

4주차

1일	가장 무거운 순서 찾기	77
2일	사진 틀린 그림 찾기	78
3일	같은 조합 찾기	79
4일	시간 계산하기	80
5일	세로 틀린 그림 찾기	81
6일	달력 보기	82
7일	가로 세로 계산하기	83

3개월

1주차

1일	2개의 저금통 계산하기	86
2일	글자 퍼즐	87
3일	벽돌 쌓기	88
4일	좌우 대칭 그림 찾기	89
5일	단어 찾기	90
6일	화투 패 계산하기	91
7일	미로 찾기	92

2주차

1일	색과 글자 매치	93
2일	과일 바구니	94
3일	주사위 아랫면 계산하기	95
4일	작물 찾기	96
5일	건물 계산하기	97
6일	같은 패턴 찾기	98
7일	기호 계산하기	99

3주차

1일	도형 맞추기	100
2일	물건 가격 계산하기	101
3일	100 만들기	102
4일	속담 미로 퀴즈	103
5일	거리 계산하기	104
6일	미로 찾기	105
7일	오늘의 하루	106

4주차

1일	카드 동전 잇기	107
2일	윷놀이하기	108
3일	나뭇잎 수 계산하기	109
4일	다양하게 계산하기	110
5일	짝 맞추기	111
6일	시간 전후 맞추기	112
7일	한 번만 등장하는 아이콘	113

부록 컬러링 수록 … 116
답안지 … 121

> 하버드대학교 의과대학에서 알려 주는
> '최적의 기억력에 도달하는 길'
> The Harvard Medical School Guide to Achieving
> 'OPTIMAL MEMORY'

치매를 예방하고 치료하는 긍정적인 생활습관 중 가장 중요한 것은 최적의 기억력에 도달하는 것이다. 나이가 많다고 해서 최적의 기억력에 도달하는 것이 불가능한 것은 아니다. 긍정적인 생활습관을 유지하고 지키는 것은 실행하기 어렵거나 큰돈이 들지 않는다. 하버드대학교 의과대학에서는 과학적인 연구를 통해 '최적의 기억력에 도달하는 길' 13가지 수칙을 제시했다. 다음의 치매 예방법을 평소 생활에서 꾸준히 실천하면 치매 예방과 치료에 좋은 효과를 거둘 수 있을 것이다. 물론 대부분 우리가 익히 알고 있는 내용이다. 그러나 정말로 중요한 것은 이런 내용을 단순하게 아는 것이 아니라, 이것을 적극적으로 매일매일 실천하는 것이다. 마음, 뇌, 몸을 잘 경영하여 최적의 기억력에 도달하고, 치매를 예방하는 수칙을 알려 드리고자 한다.

13가지 수칙의 영문 앞 글자를 따면 '옵티멀 메모리(OPTIMAL MEMORY)'가 된다. 영어의 원문을 함께 소개하는 이유는 수칙을 생각할 때도 영어라는 외국어를 통해 기억하면 뇌에 좀 더 자극을 주어 대뇌의 활성도를 높이는 데 도움이 되기 때문이다. 먼저 '옵티멀 메모리'라는 글자를 외우고, 퍼즐을 맞추듯 나머지 내용들을 생각해 나가면 치매 예방에 더 큰 도움이 되리라 판단하여 한글과 영문을 같이 표기하였다.

치매 예방에 도움이 되는 13가지 수칙, '옵티멀 메모리'

1. 규칙적으로 운동하라.
Obtain regular exercise.

2. 담배를 끊어라.
Put out the cigarettes.

3. 비타민을 섭취하라.
Take vitamins.

4. 남들과 잘 어울려라.
Involve yourself with others.

5. 건강 식단을 유지하라.
Maintain healthful nutrition.

6. 밤에 잘 자도록 노력하라.
Aim for a good night's sleep.

7. 새로운 것을 배워라.
Learn something new.

8. 술은 적당히 마셔라.
Moderate alcohol intake.

9. 적극적인 삶을 살아라.
Engage in life.

10. 스트레스를 잘 관리하라.
Manage stress.

11. 생각과 생활을 잘 정리하라.
Organize your thinking, organize your life.

12. 뇌를 보호하기 위해 일상적으로 예방 조치를 취하라.
Routinely take precautions to protect your brain.

13. "그래 할 수 있어!"라는 긍정적인 태도를 유지하라.
Yes you can! Maintain a positive attitude.

치매, 경도인지장애 자가 진단 테스트

하단의 각 문항을 읽고 해당하는 칸을 선택하세요. 질문 중요도에 따라 1점 혹은 2점이 부과됩니다.

자가 진단 항목	예	아니오
건망증이 있습니까?		
건망증이 있다면 어떤 말 또는 이야기를 반복하곤 합니까?		
같은 날에 질문이나 어떤 말 또는 이야기를 반복하곤 합니까?		
약속을 잘 잊어버립니까?		
물건을 엉뚱한 곳에 놓는 일이 한 달에 1회 이상 있습니까?		
그 물건을 찾지 못해 다른 사람이 감추었거나 훔쳤다고 의심하는 경우가 있습니까?		
요일, 날짜, 월, 년도 등을 자주 잊거나, 날짜를 1회 이상 확인하는 경우가 있습니까?		
낯선 장소에서 방향 감각을 잃곤 합니까?		
외출했을 때 혹은 여행 중에 당황한 태도를 보입니까?		
팁을 주거나 잔돈을 계산하는 등 돈을 취급할 때 곤란한 경우가 있습니까?		
청구서를 지불하거나 돈을 결제할 때 실수한 적이 있습니까?		
약을 먹어야 할 때를 기억 못하거나, 약을 먹었는지 아닌지 모를 때가 있습니까?		
운전을 잘 못하거나 누군가가 옆에서 운전하는 모습을 보며 걱정하는 경우가 있습니까?		

전화기, 리모컨, 전자레인지 같은 가정용품 사용에 문제가 있습니까?		
집의 특정 부분을 고쳐야 할 때 제대로 못하거나 집안일을 수행하지 못하는 경우가 있습니까?		
골프, 춤, 운동, 수예 같은 취미 활동을 줄이거나 그만뒀습니까?		
자신이 사는 동네처럼 낯익은 환경에서 길을 잃은 적이 있습니까?		
방향 감각이 저하되고 있습니까?		
단어를 잘 기억해 내지 못합니까?		
가족이나 친구의 이름을 혼동하는 경우가 있습니까?		
낯익은 사람을 잘 알아보지 못합니까?		

*출처 : 미국 배너 선 보건연구소(Banner Sun Health Research Institute)

회색으로 표시한 문항의 경우, '예'를 택하면 2점, 그 외의 문항에 '예'를 택하면 1점, '아니오'를 택하면 0점으로 계산하세요.

- **4점 이하** : 기억력에 문제가 없습니다. 그러나 자가 진단만으로는 뇌의 기능을 완벽하게 파악할 수 없기 때문에 자주 깜빡한다면 병원을 방문하는 것이 좋습니다.
- **5~14점** : 경도인지장애를 의심해야 합니다. 치매를 예방할 수 있는 마지막 단계입니다. 빠른 시일 내에 전문적인 검사를 받고 의료진과 상담하세요.
- **15점 이상** : 알츠하이머성 치매를 의심해야 합니다. 적절한 시기에 원인을 파악해 치료한다면 충분히 일상생활이 가능하므로 포기하지 말고 치료를 시작하세요.

3R 평생 치매 예방법
채우자(Refill), 풀자(Release), 휴식하자(Relax)

3R 평생 치매 예방법은 필자가 오랫동안 뇌 질환을 겪는 환자를 봐 오면서 환자에게 가장 효과적이고 직접적인 치료 방법이 무엇인지 고민한 끝에 만든 프로그램이다. 아침, 점심, 저녁으로 나누어 실천한다면 효과를 볼 수 있을 것이다.

아침 : 채우자(Refill)

우리의 뇌는 밤에 자는 동안에도 계속해서 에너지 소모를 한다. 그래서 아침에는 뇌의 에너지가 부족하다. 이처럼 부족한 에너지를 채울 수 있는 것이 아침밥과 뇌 건강에 좋은 소올차, 소올차주스다.

아침밥으로 먹는 탄수화물이 포도당으로 바뀌는 데 8시간이 걸리는 것에 반해 약차와 주스는 3~4시간 만에 포도당으로 전환된다. 때문에 오전에 쓸 뇌의 에너지를 채워 주면서 뇌의 집중력을 높일 수 있다. 기억력이나 집중력이 떨어진다고 느껴지거나, 경도인지장애, 치매가 걱정이라면 매일 아침 소올차나 소올차주스를 만들어 마시는 것을 추천한다. 한의학과 서양의학 이론, 수많은 임상 경험을 거쳐 개발된 약차인 만큼 인지 능력 개선에 긍정적인 효과를 기대할 수 있다.

소올차는 치매 예방에 좋은 강황(薑黃)과 천마(天麻)로 만든다. 강황은 치매에 명약으로 알려져 있는데, 강황의 주요 성분인 커큐민은 '활혈거어(活血祛瘀)'라고 하여 혈액 순환을 돕고 어혈이나 혈전 같은 응고된 혈액 덩어리를 풀어 준다. 또한 활성 산소를 제거하는 항산화 효과도 뛰어나다. 치매란 독성 단백질과 활성 산소 등에 의해 뇌신경 세포가 파괴되며 발생하는 질병이므로 강황의 항산화 효과가 치매 예방에 도움이 된다. 천마는 흔히 하늘이 내린 중풍 치료제로 한의학에서 널리 알려져 있다. 이러한 천마는 강황의 항산화 작용을 뇌 쪽으로 끌고 가기 위한 인경(引經) 약재이다.

소올차에는 강황과 천마 외에도 유자청이 들어간다. 유자청과 같은 과일 형태의 과당은 이른 아침 뇌에 필요한 영양소를 재빠르게 공급하는 역할을 한다. 때문에 아침밥을 먹은 후 소올차를 마시면 뇌의 활동이 오전부터 활발하게 진행되며, 이로 인해 치매, 파킨슨병, 중풍(뇌졸중), 공황 장애, 우울증 등의 예방 및 극복 효과를 기대할 수 있다.

소올차의 효과
- 체내 탄수화물을 포도당(뇌의 에너지원)으로 전환하는 시간을 단축한다.
- 뇌 기능을 두루두루 활성화시킨다.
- 학생이나 직장인에게 필요한 집중력을 개선한다.
- 치매, 중풍(뇌졸중), 공황 장애, 우울증 등 뇌 질환 예방 및 회복에 효과적이다.

소올차
재료
물(생수) 3L, 강황 10g, 천마 20g, 유자청 1찻술, 소금 조금

만드는 방법
1. 생수 3L에 강황 10g, 천마 20g을 넣고 1시간 정도 불린다.
2. 불에 올린 뒤 끓기 시작하면 중불에서 1시간 정도 더 끓인다.
3. 1시간 동안 그대로 식힌 뒤, 체에 면 보자기를 대고 거른다. 걸러진 차는 냉장 보관을 한다.
4. 입맛에 따라 유자청 1찻술과 소금을 넣고, 1회에 100ml씩 하루 2~3잔 정도 마신다. 기호에 따라 따스하게 마셔도 좋다.

소올차주스
재료
소올차 1.5L, 호두 120g, 잣 50g, 아몬드 70g, 유자청 150g, 소금 2g

만드는 방법
1. 소올차에 견과류, 유자청, 소금을 넣고 믹서기에 갈아 준다.

2. 냉장 보관하면서 한 번에 200ml씩 하루 3번 정도 식후에 복용한다.

점심 : 풀자(Release)

스트레스를 계속 담아 두면 스트레스 호르몬이 우리 몸의 면역력을 떨어뜨리고, 뇌 쪽으로의 혈액 순환을 방해하여 집중력이 떨어진다. 스트레스가 쌓이는 낮에는 혈액을 좋게 하는 뇌 건강 지압법 해피버튼(Happy Buttons)을 통해 스트레스를 풀 수 있다. 스트레스를 받을 때마다 이 지압법을 해 주면 자율신경계가 안정되어 스트레스를 해소하는 데 도움이 된다.

해피버튼은 눈썹 바깥쪽의 사죽공혈과 귀 뒤쪽의 예풍혈을 지그시 누르면서 마사지하는 것이다. 사죽공혈은 눈썹 바깥쪽에 위치하는 혈 자리로, 눈 주위의 혈액 순환을 원활하게 하여 피로를 풀어 주고, 전두엽을 자극해 기억력을 높인다. 점심뿐만 아니라 스트레스를 받을 때마다 수시로 사죽공혈을 마사지해 주면 두뇌에 좋다.

예풍혈은 귀 뒤의 작은 뼈 밑으로 움푹 들어가는 부분의 혈 자리이다. 이 부분을 주기적으로 지압하면 뇌로 통하는 혈액의 흐름이 좋아진다. 또 대뇌 피질에 있는 측두엽을 자극하여 두뇌를 활성화할 수 있다.

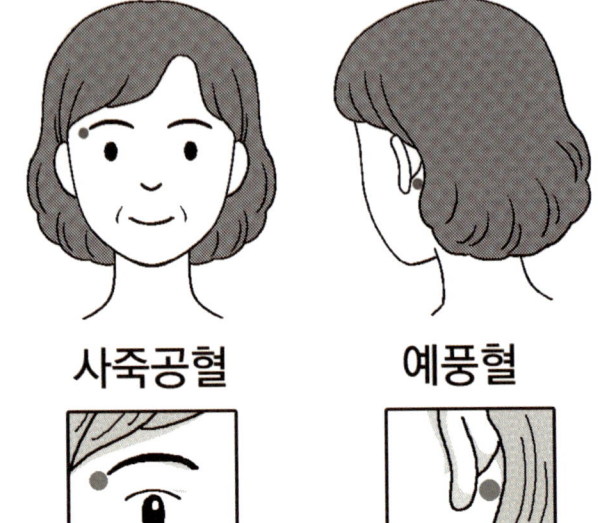

사죽공혈   예풍혈

방법

각각 혈 자리에 검지를 올리고 3~5분 정도 시계방향으로 원을 그리며 지그시 누른다. 특별한 부작용은 없으나 너무 오래 지압할 경우 통증이 있을 수 있으니 주의해야 한다.

해피버튼 효과
· 뇌를 자극하고 두뇌를 활성화시킨다.
· 뇌의 혈액 순환을 돕는다.
· 기혈 순환을 돕고, 집중력과 기억력을 향상시킨다.
· 자율 신경계가 안정되어 스트레스 해소에 도움이 된다.

저녁 : 휴식하자(Relax)

저녁이 되면 아침과 낮 동안 쌓인 스트레스로 뇌에 피로가 느껴지며, 대뇌 활성도가 떨어진다. 때문에 저녁에는 될 수 있으면 지친 뇌에 충분한 휴식을 주는 것이 뇌 건강을 지키는 데 매우 중요하다. 이럴 때 가장 추천하는 방법이 마음으로 몸을 다스리는 명상이다. 명상은 온종일 지친 뇌에 휴식을 주는 시간이다. 뇌가 제때 쉬기만 해도 상당한 스트레스가 줄어들며, 뇌 용적 자체가 넓어진다.

뇌 건강 명상 치료법으로는 하버드대학교 의과대학의 흠싸 명상 치료법이 있다. '흠싸'는 힌두교의 주문으로, 명상 중 복식 호흡을 통해 몸 안에 쌓인 스트레스와 근심을 해소할 수 있다. 치매, 파킨슨병, 중풍(뇌졸중), 공황 장애, 우울증 등의 뇌 질환을 예방하는 데 도움이 된다. 꼭 흠싸 명상 치료법이 아니더라도 뇌에 편안한 휴식을 줄 수 있으면 그 어떤 형태의 명상법이라도 좋다.

흠싸 명상 치료법
1. 매일 하루에 1번 25분간 명상 음악을 듣는다.
2. 날짜와 시간, 들을 때의 집중 정도를 1~5점, 듣고 난 이후 마음이 편해진 정도를 1~4점으로 평가한다.
3. 점수를 기록하여 4주마다 병원에서 체크 받는 방식으로 명상 치료를 진행한다.
4. 듣는 시간은 하루 중 자신이 편한 시간에 하면 된다.

치매의 시작은 4·50대의 건망증, 미리 준비하자!

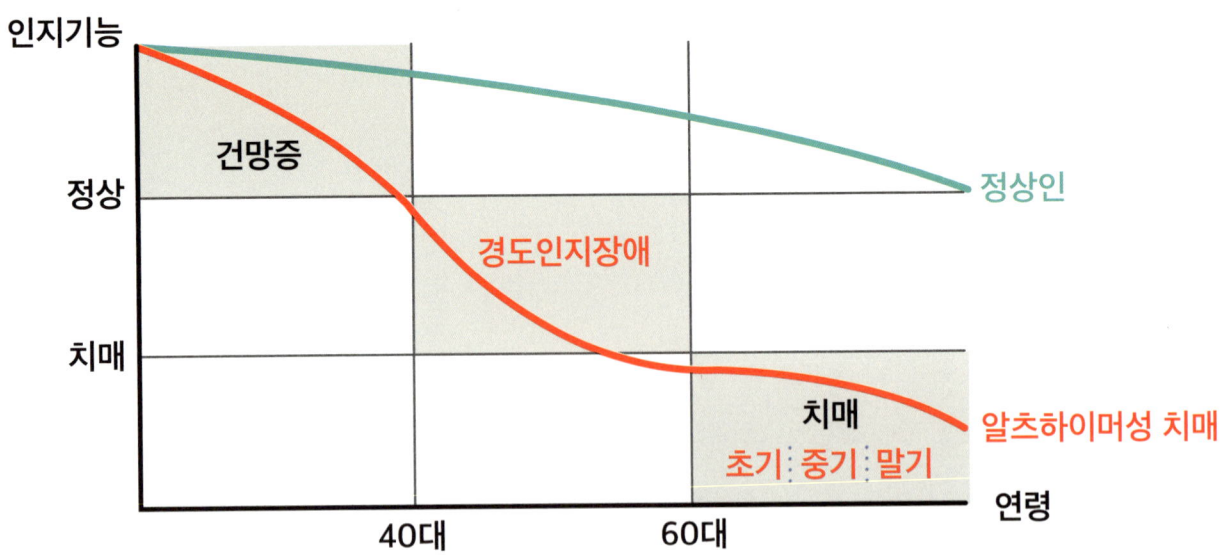

1단계 치매 예방 치료 시기 : 건망증

건망증과 치매의 원인은 매우 유사하다. 때문에 둘의 연결 고리를 미리 끊지 않는다면, 위험군 또는 중증의 건망증은 치매로 이어질 수 있다.

2단계 치매 예방 치료 시기 : 경도인지장애

경도인지장애는 치매 예방의 마지막 단계이다. 정확한 검사와 치료를 시작한다면 안전한 정상 범주로 돌아갈 수 있다.

조기 발견 및 치료가 중요한 시기 : 치매

보건 복지부가 실시한 전국 규모의 치매 역학 연구에 따르면 최경도 및 경도 치매 환자가 전체 치매 환자의 70%를 차지하며, 조기 발견 및 치료의 시급함을 보여 주고 있다.

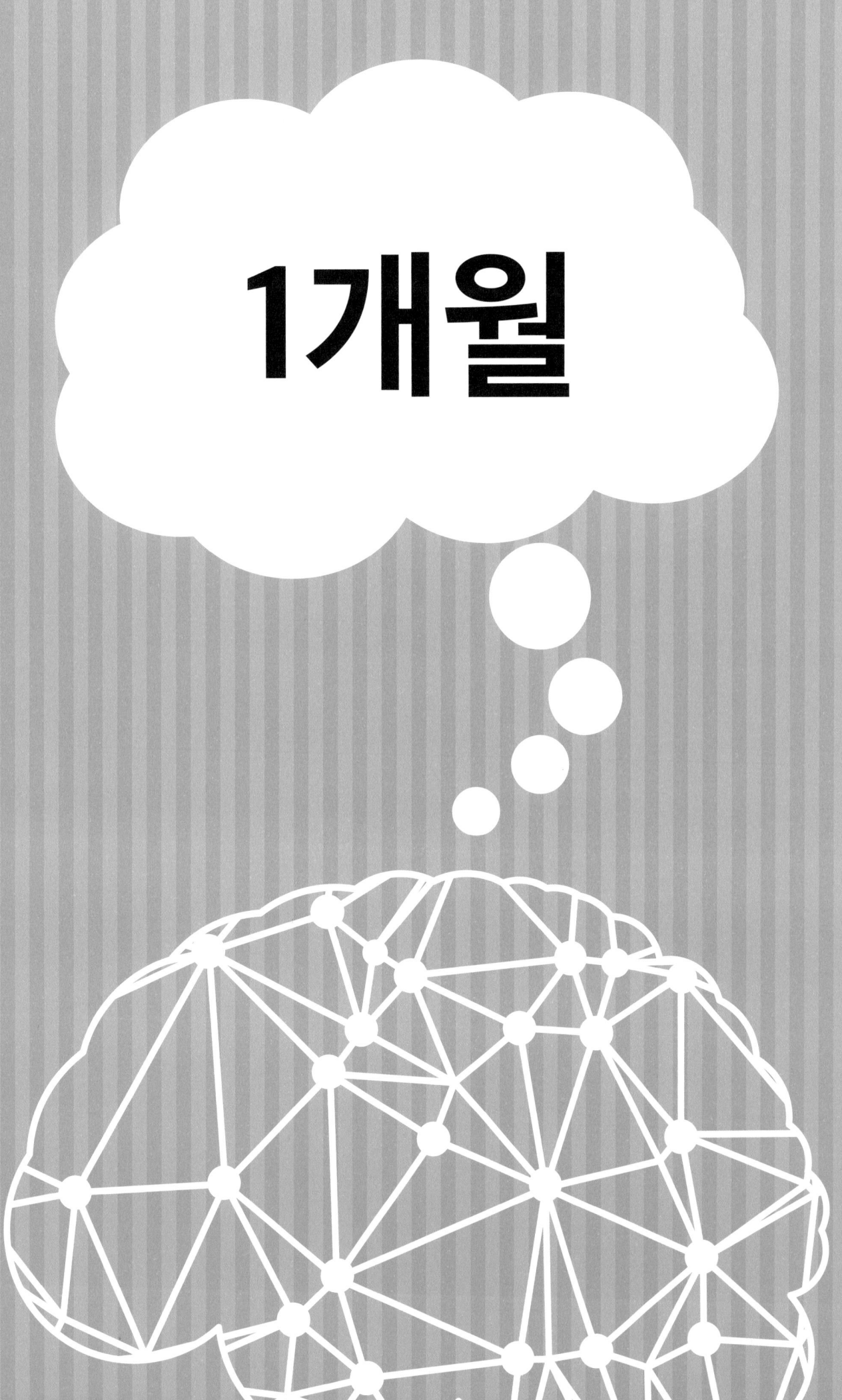

1개월	**1**일	# 돈 계산하기

1주

정답 ▶ p.121

주의집중 계산력 UP!

다음 각 지폐와 동전이 얼마인지 알아내 정답을 적어 보세요.

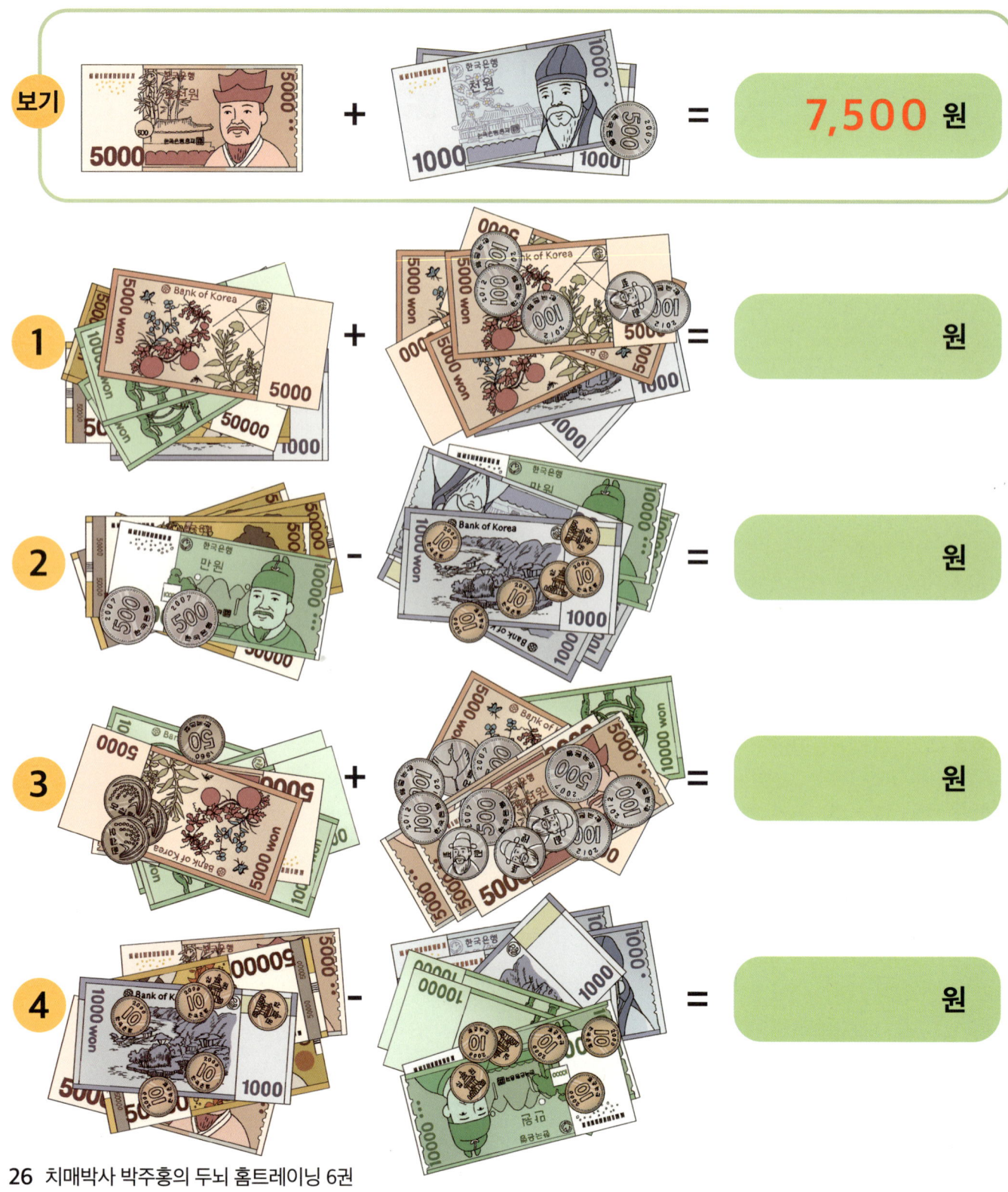

2 일

사용된 막대기는 몇 개?

월 일

정답 ▸ p.121

UP! 상황 유추 숫자 계산

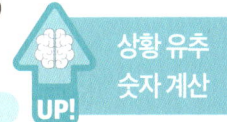

동물이 있는 울타리가 있습니다. 각각의 울타리에 사용된 막대기는 몇 개인지 정답을 적어 보세요.

1 ___ 개 2 ___ 개 3 ___ 개 4 ___ 개 5 ___ 개

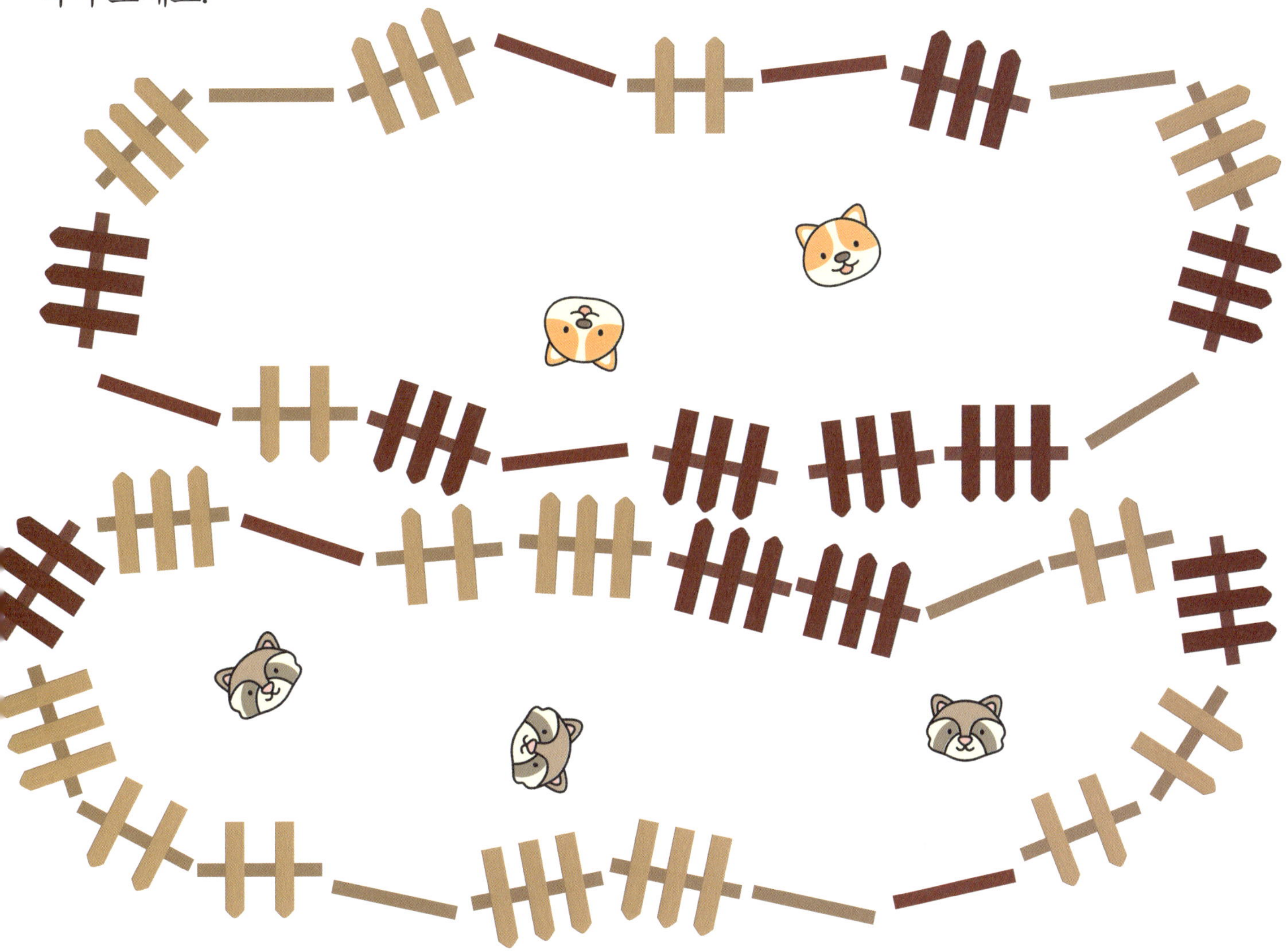

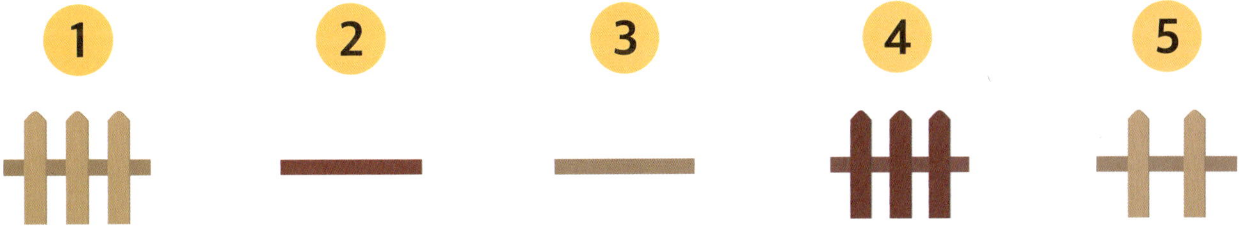

3일 다른 글자 찾기

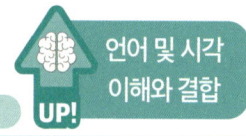

똑같아 보이지만, 다른 글자가 숨어 있습니다. 다른 글자 하나를 찾아보세요.

윷

계

쪽

1개월
1주
4 일

활쏘기

월 일

정답 ▸ p.121

UP! 주의집중 숫자 계산

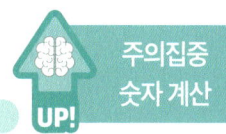

활쏘기 대회가 열렸습니다. 점수를 계산해 아래 물음에 답해 보세요.

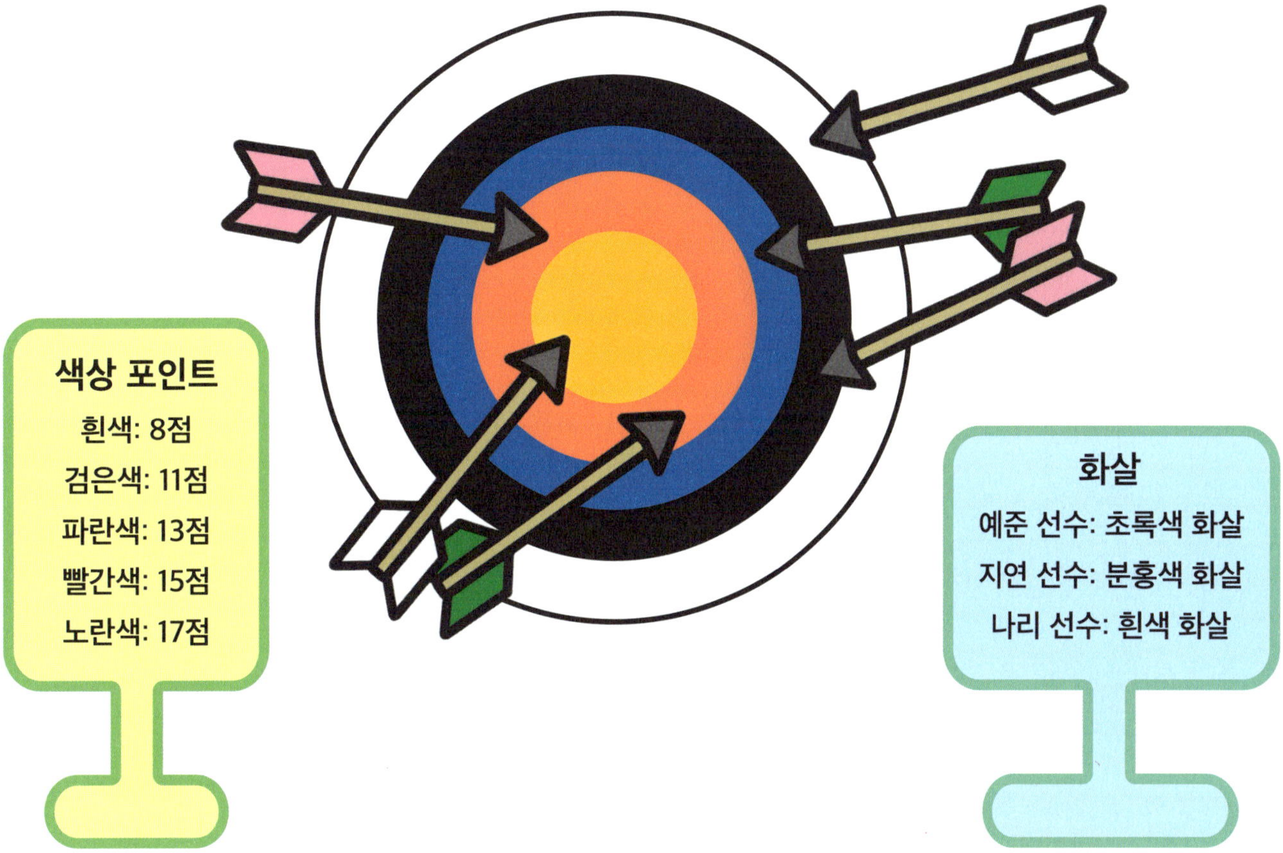
색상 포인트
흰색: 8점
검은색: 11점
파란색: 13점
빨간색: 15점
노란색: 17점
화살
예준 선수: 초록색 화살
지연 선수: 분홍색 화살
나리 선수: 흰색 화살

1 예준 선수는 총 몇 점을 받았습니까?

2 지연 선수와 나리 선수의 점수 합계를 적어 보세요.

3 흰색 화살을 쏜 선수는 누구이며, 총 몇 점을 받았습니까?

4 가장 점수가 낮은 선수는 누구입니까?

5 우승한 선수는 누구입니까?

5일 사진 틀린 그림 찾기

오른쪽과 왼쪽 사진에는 다른 부분이 8곳 있습니다. 다른 부분을 찾아서 동그라미 하세요.

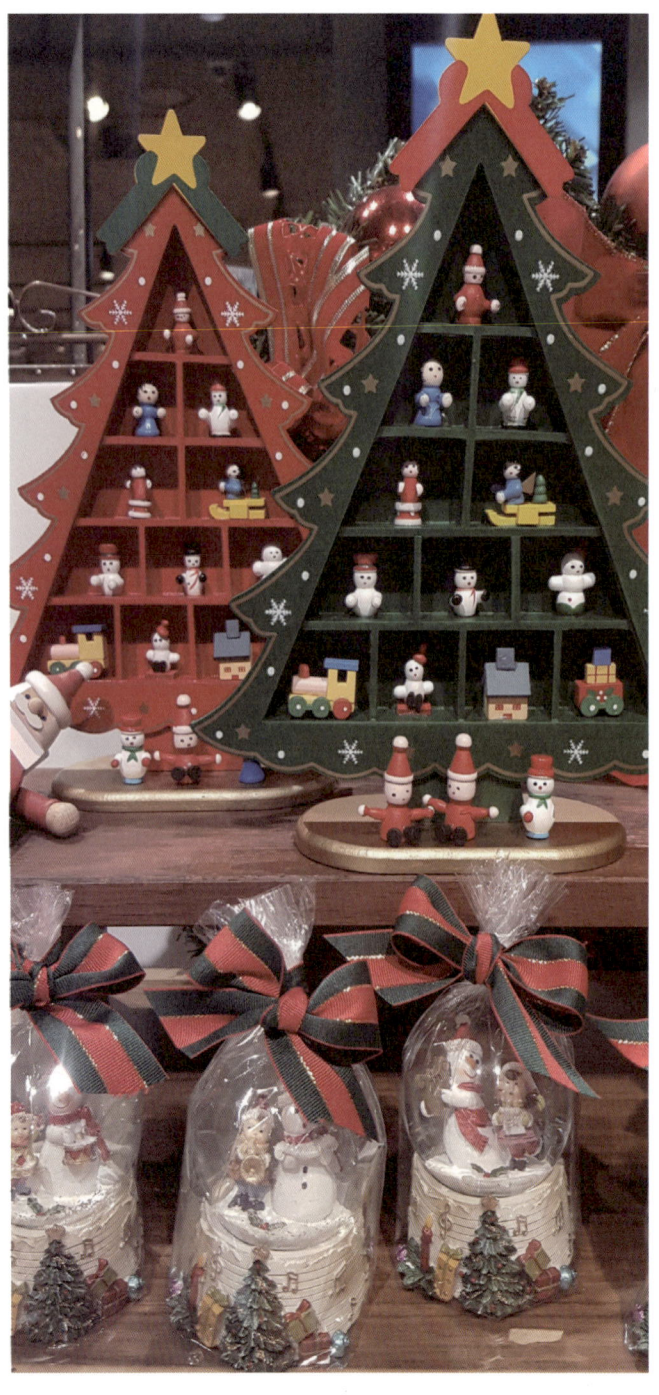

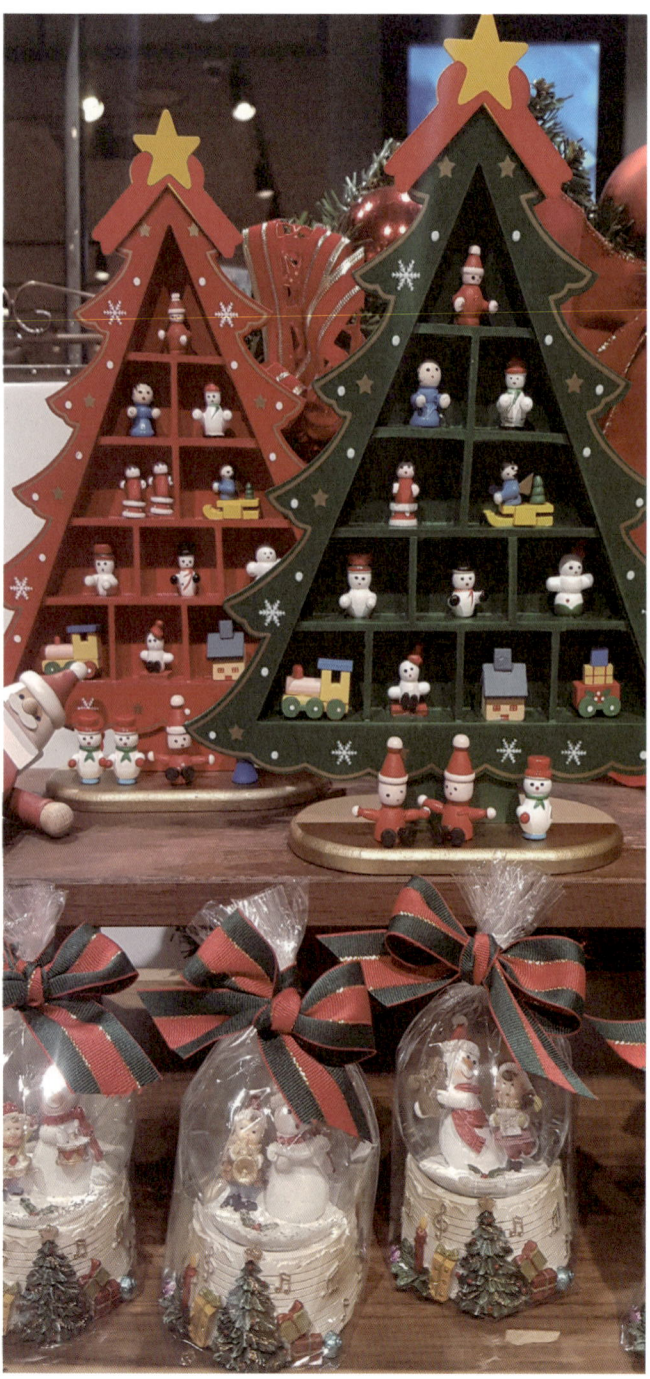

6일 아령의 무게는?

<보기>에서 각 아령의 무게를 찾아보고 저울 안 아령의 무게를 계산해 보세요.

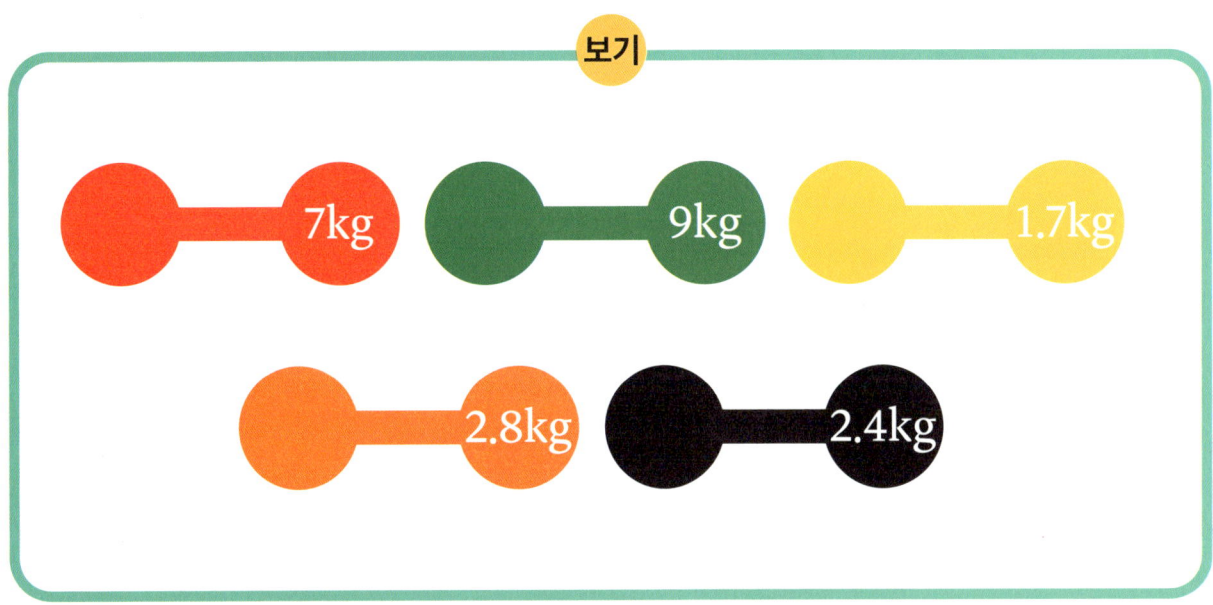

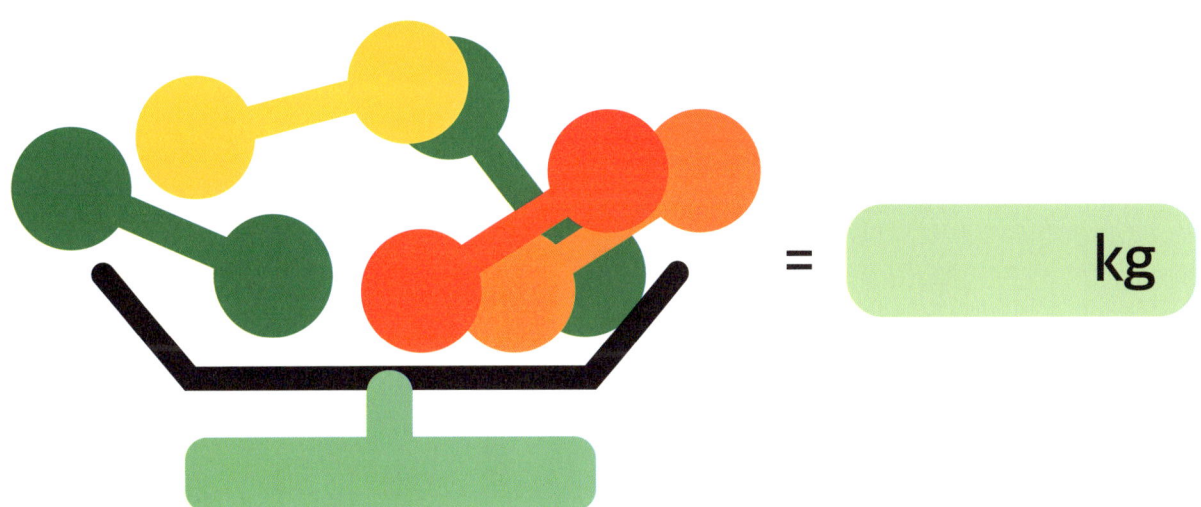

= ___ kg

1개월
1주
7 일

부분 그림 찾기

월 일

정답 ▸ p.121

UP! 시각적 변화 파악 주변 사물 파악

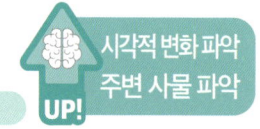

그림을 감상하고 싶지만 가려진 부분 때문에 정확하게 보이지 않습니다. 원래 어떤 모습이었을지 추측해 찾아보세요.

1

2

3

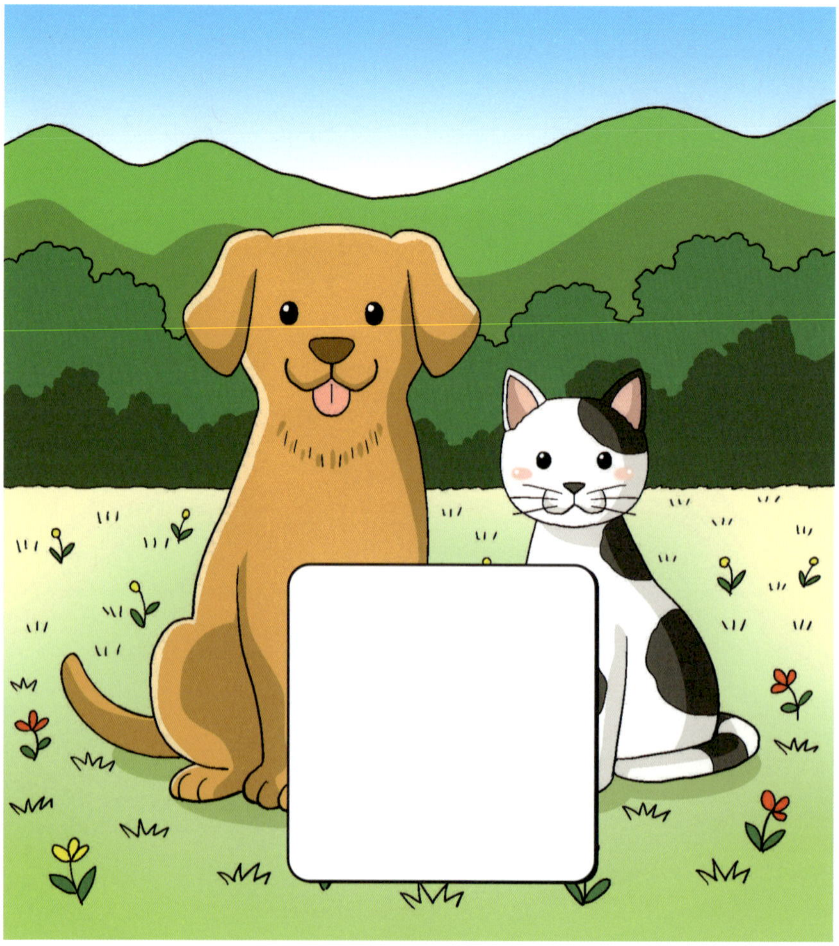

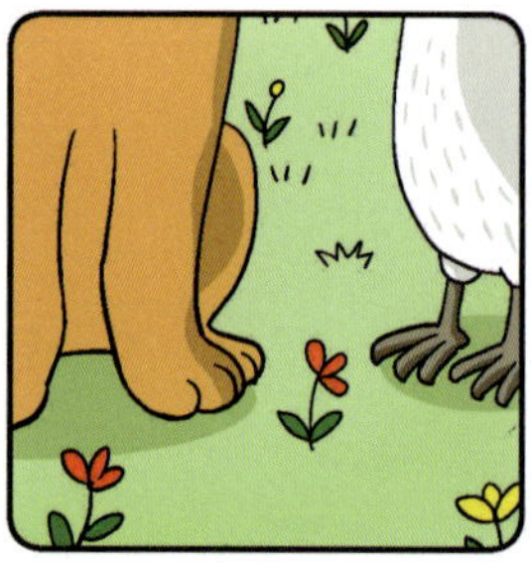

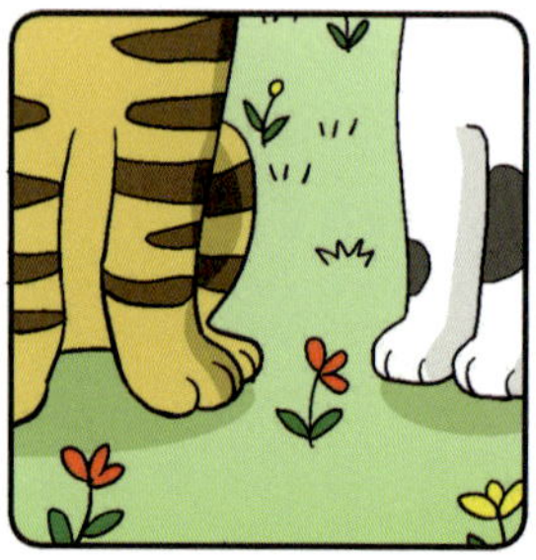

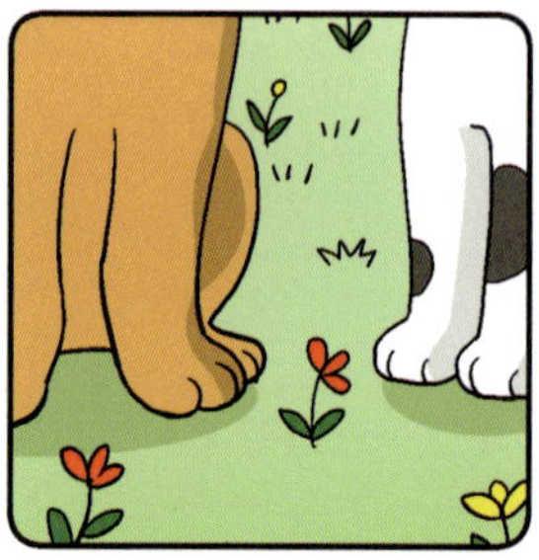

1개월

2주

1 일

다른 하나 찾기

월 일

정답 ▸ p.124

UP! 주의집중 시각적 내용 파악

모두 똑같은 그림 같지만, 다른 그림 1개가 숨어 있습니다. <보기>와 같은 그림 1개를 찾아보세요.

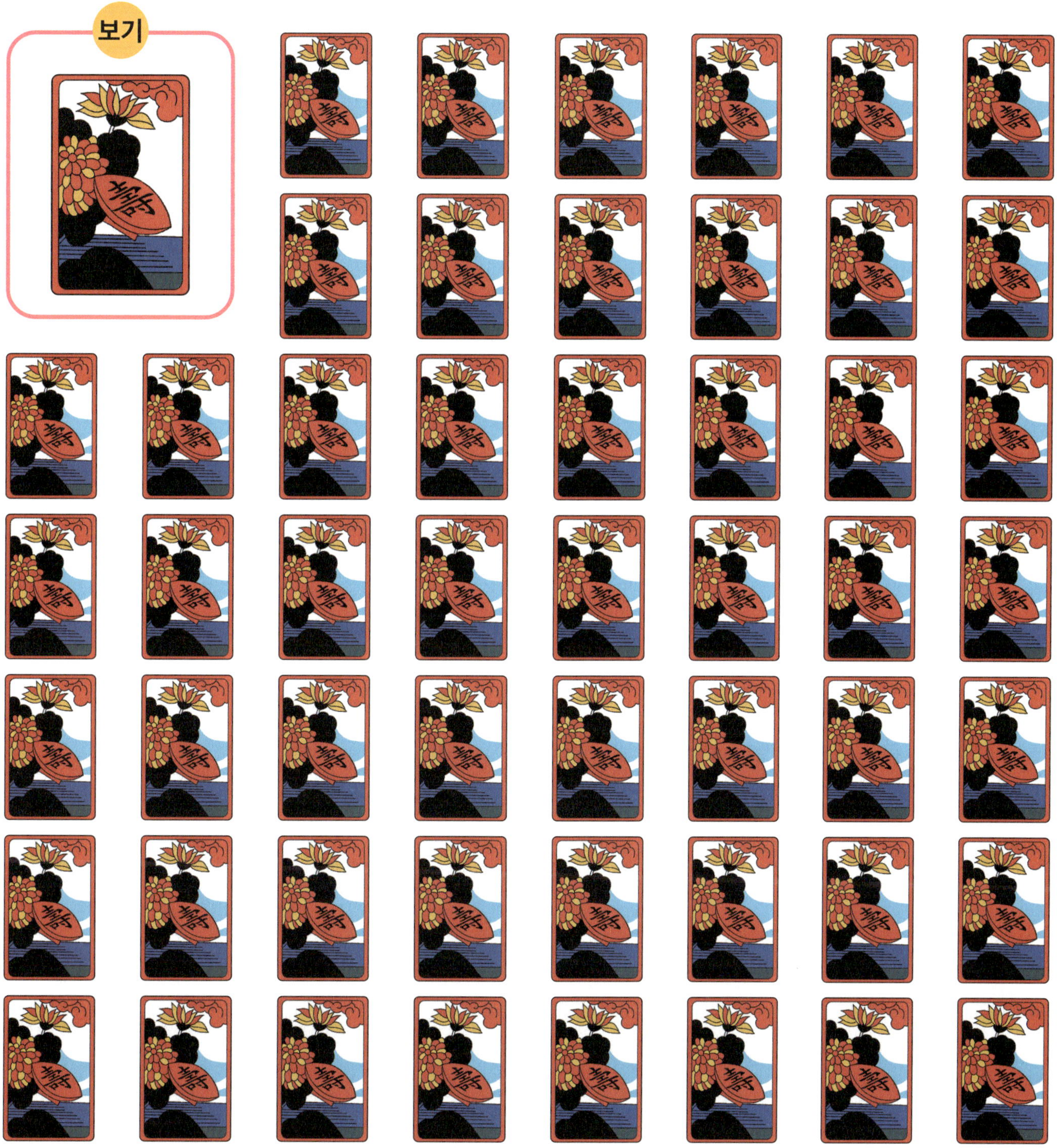

2일 달팽이

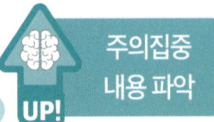

달팽이 껍데기 안에 단어가 적혀 있습니다. <보기>에서 알맞은 말을 골라 빈칸에 채워 보세요.

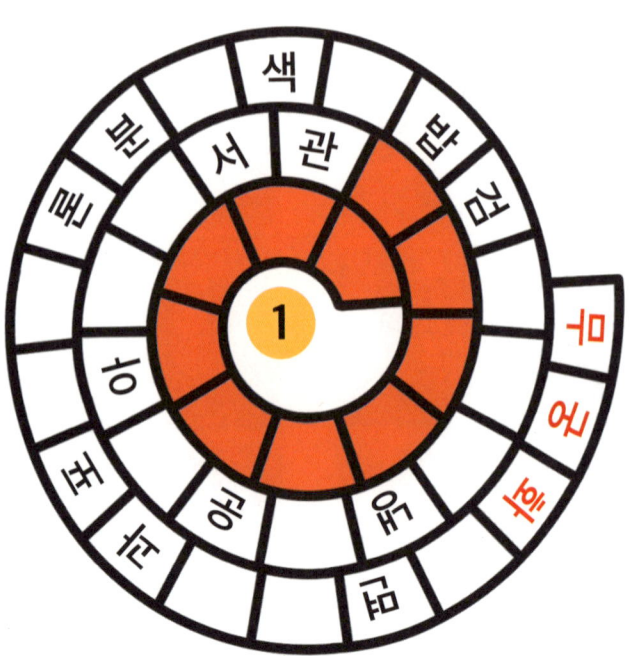

무궁화, 포도, 분홍색, 세면대, 물냉면, 아침, 사과, 검은색, 멜론, 운동, 도서관, 김밥

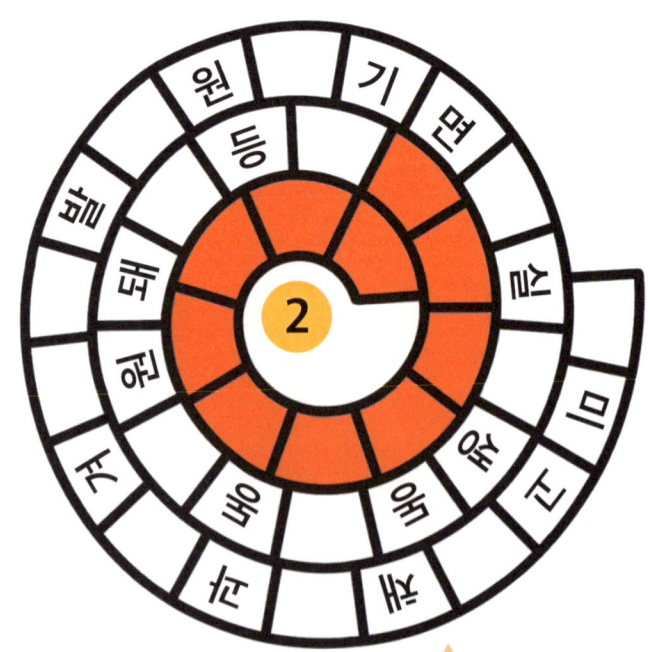

동생, 돼지, 등산, 과일, 겨울, 동물원, 취미, 병원, 고기, 신발, 채소, 면학실, 동전, 감기

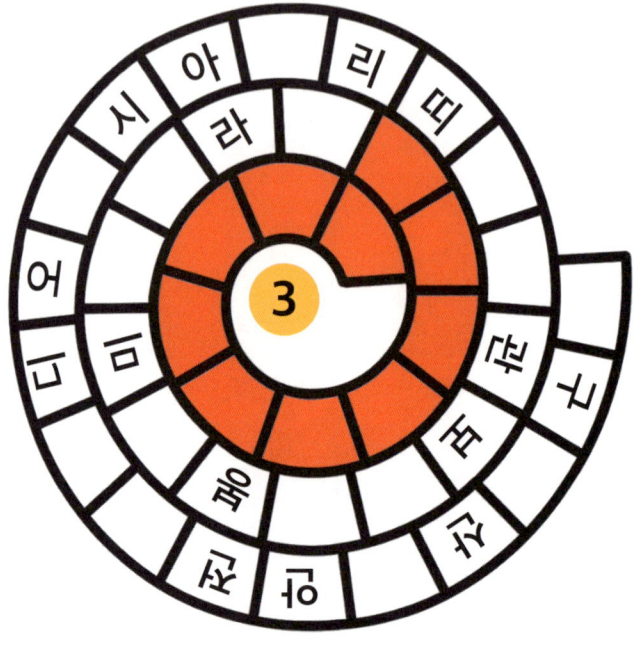

문구점, 미국, 산책, 보일러, 드라마, 라디오, 머리띠, 박물관, 안전화, 봉투, 러시아

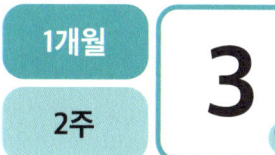

3일 시간 맞추기

월   일

아래는 오늘 이운동 씨의 가족들이 집에 돌아온 시각을 나타낸 것입니다. 아래 물음에 답해 보세요.

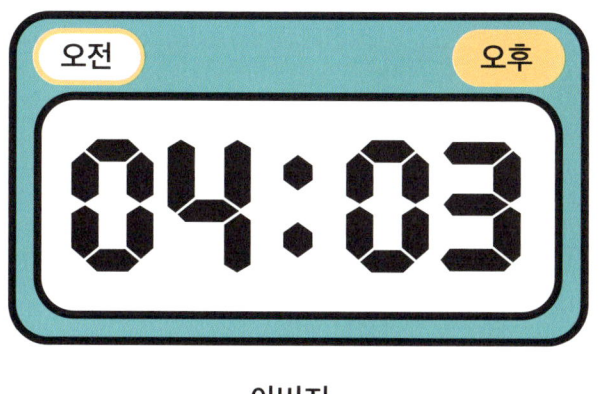

아버지

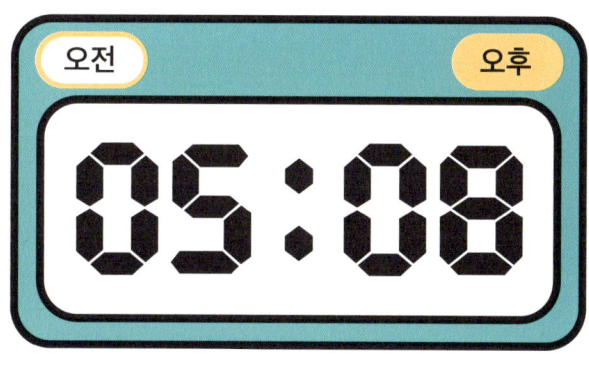

어머니

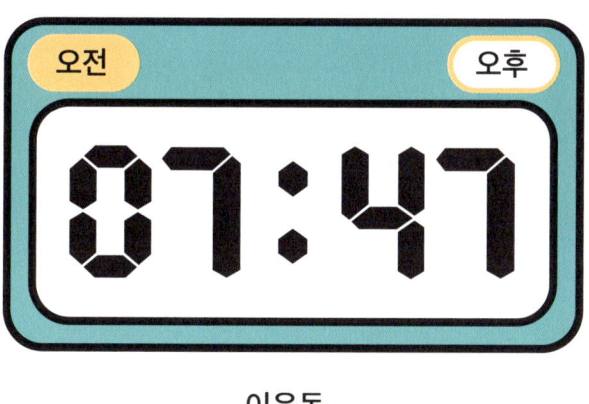

이운동

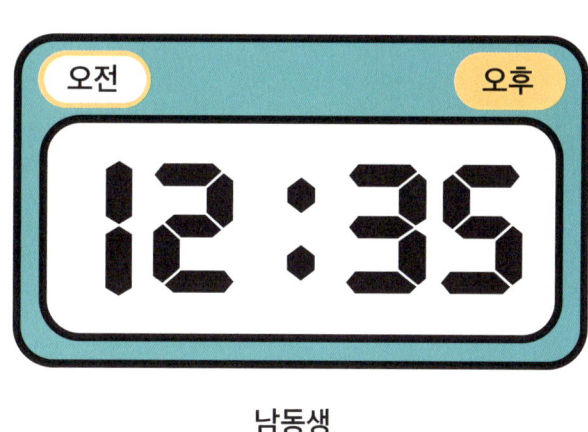

남동생

1 늦게 들어온 사람부터 차례대로 나열해 보세요.

　→　　　→　　　→

2 어머니는 아버지가 집에 도착하고 몇 시간 몇 분 뒤에 집에 돌아왔나요?

도형 따라 그리기

다양한 도형이 있습니다. 도형을 그대로 따라 그리지 말고, 오른쪽으로 180° 돌려진 모양을 상상해서 그려 보세요.

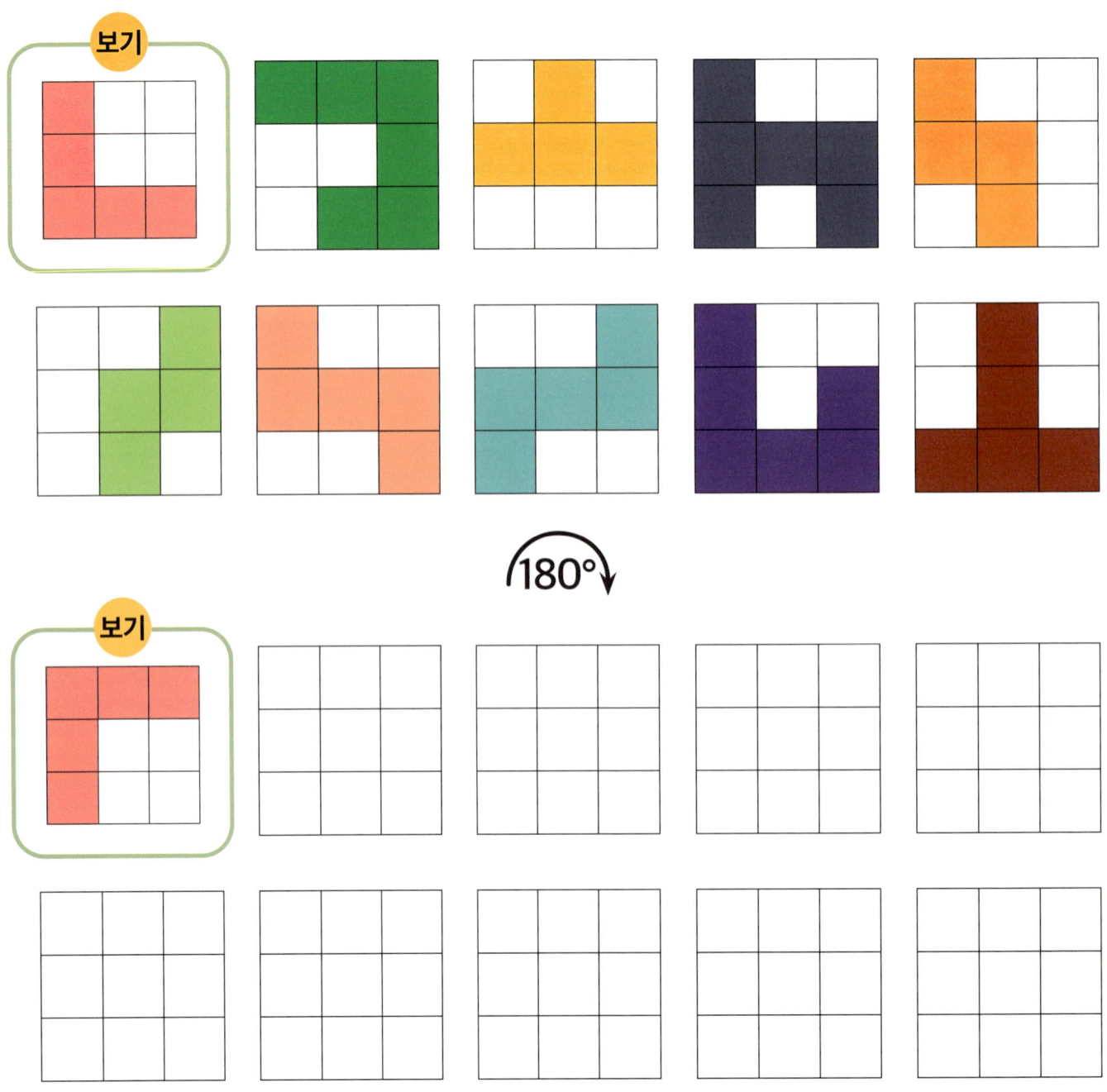

5일 숨은 글자 찾기

아래 지문을 읽고 정답을 적어 보세요.

1. 분홍색 글자를 정렬하여 만들 수 있는 네 글자의 낱말은 무엇인가요?

2. 빨간색과 분홍색 글자를 이용해 만들 수 있는 물건 2개를 적어 보세요.

3. 갈색 글자 중 인체와 관련 있는 낱말은 몇 개인가요?

4. 노란색 낱말로 발로 하는 스포츠를 찾아 적어 보세요.

5. 빨간색과 파란색 글자 중 어느 색의 개수가 더 많은가요?

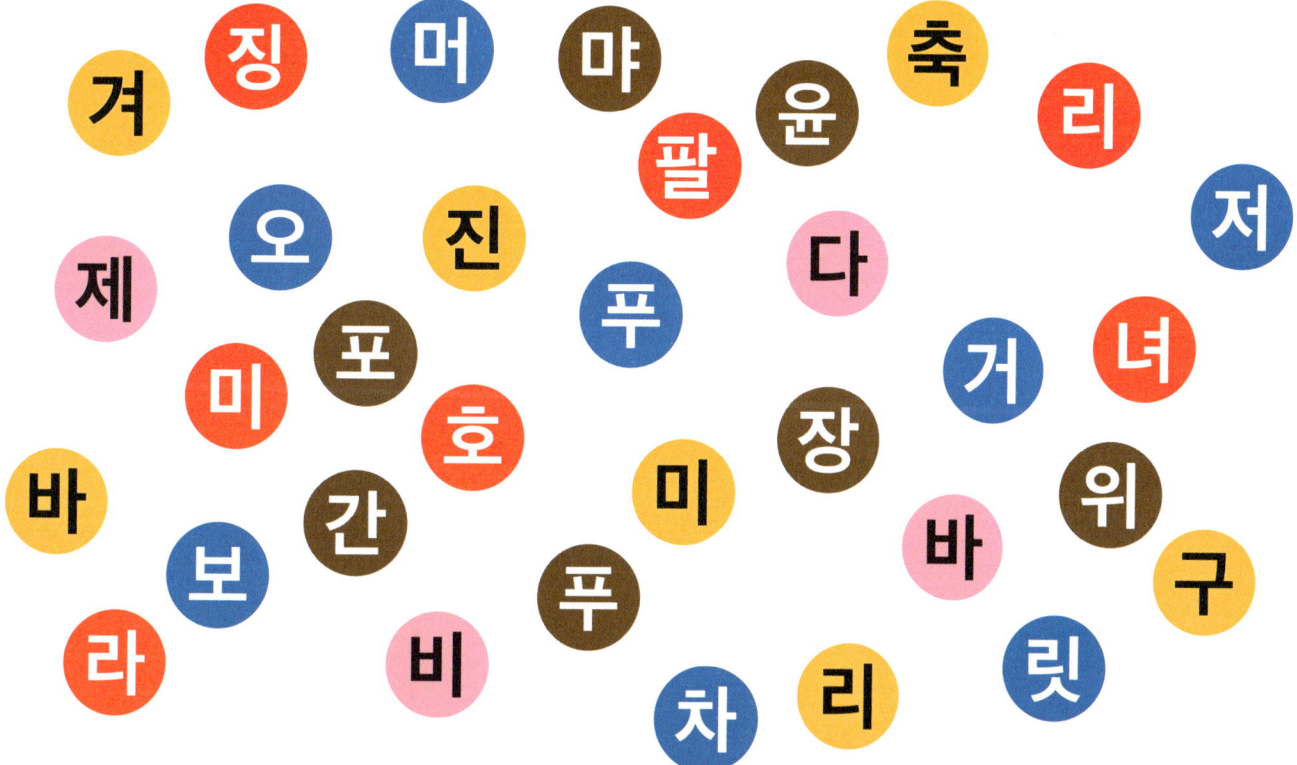

빈칸에 들어갈 숫자는?

각각의 문제에는 4개의 빈칸과 5개의 숫자가 있습니다. 빈칸에 제시된 숫자 중 4개를 넣어서 정답이 되게 만들어 보세요.

1) ☐ + ☐ + ☐ + ☐ = 20

6 · 7 · 3 · 4 · 8

2) ☐ + ☐ + ☐ + ☐ = 20

1 · 3 · 4 · 7 · 9

3) ☐ + ☐ + ☐ + ☐ = 20

7 · 4 · 6 · 8 · 2

7 일 그림 찾아서 넣기

월 일

정답 ▸ p.124

UP! 주의집중 시각적 내용 파악

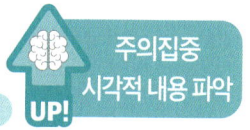

뒤집힌 조각들이 각각 어디에 위치하는지 찾아 동그라미 하세요.

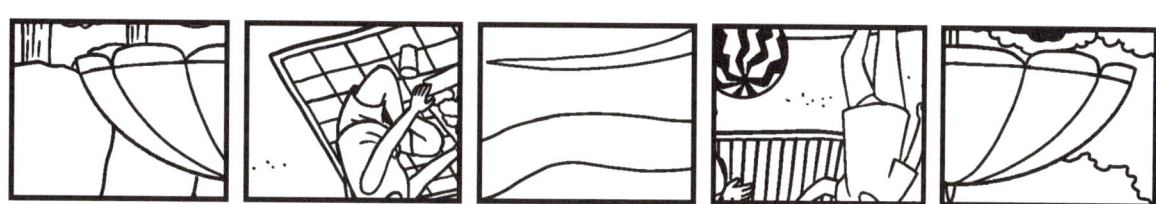

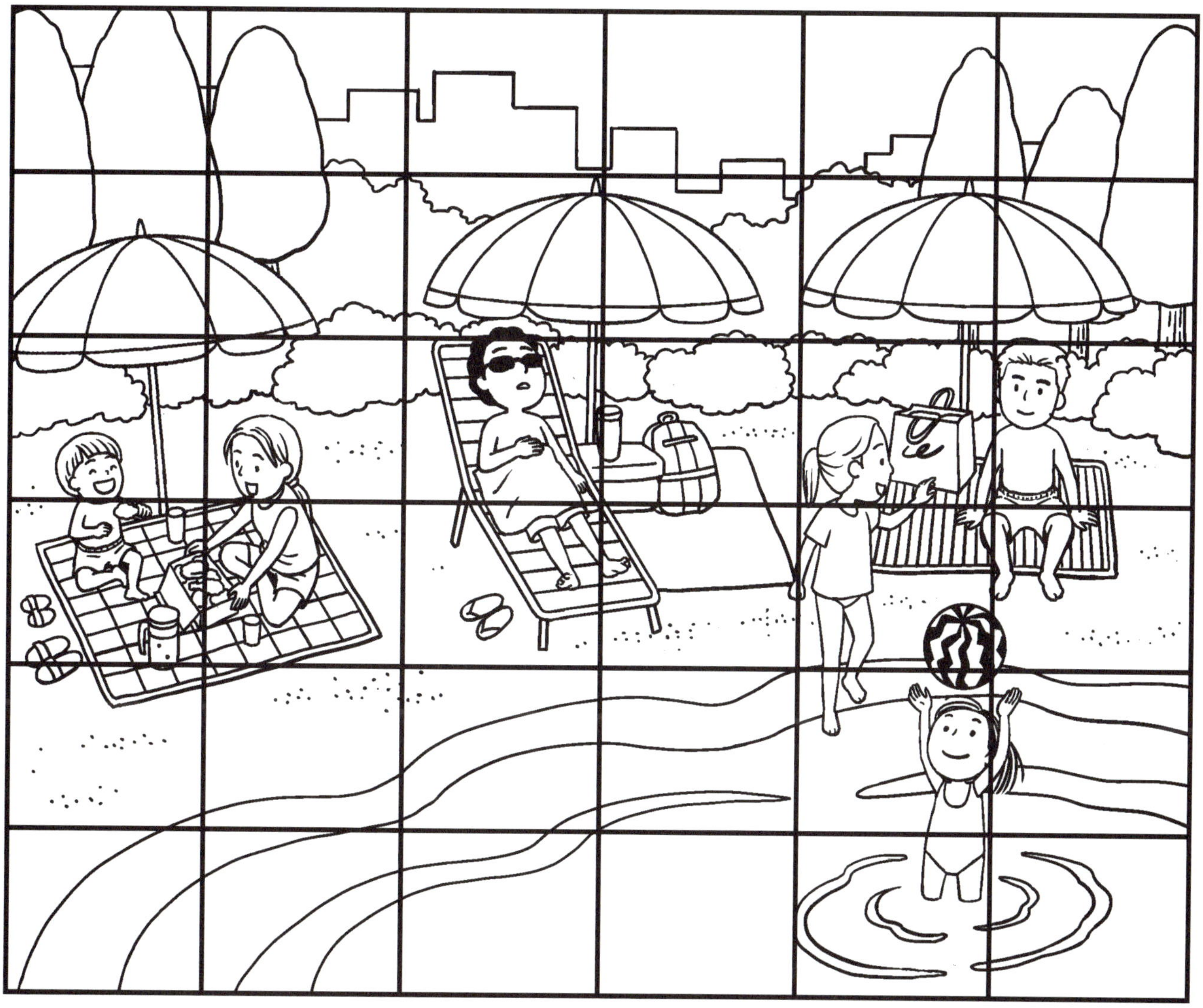

1일 자기소개 하기

세 사람이 모여서 자기소개를 했습니다. 오늘 입은 옷 색깔, 좋아하는 동물, 취미에 관해서 이야기를 나눈 내용이 아래에 있습니다. 3분 안에 내용을 표에 정리해 보세요.

- 햄스터를 좋아하는 사람은 수정입니다.
- 수정의 특기는 달리기가 아닙니다.
- 하민은 검정 옷을 입었고, 사슴을 좋아하지 않습니다.
- 지연은 분홍 옷을 입지 않았습니다.
- 검정 옷을 입은 사람은 호랑이를 좋아하고, 독서가 취미이며, 요리가 특기입니다.
- 햄스터를 좋아하는 사람은 음악 듣기가 취미이며, 그림 그리기가 특기입니다.
- 분홍 옷을 입지 않은 사람은 빨간 옷을 입고 있습니다.
- 지연은 고양이를 좋아하고, 자전거 타기가 취미입니다.
- 햄스터를 좋아하는 사람은 초록 옷을 입었으며, 달리기가 취미가 아닙니다.
- 자전거 타기가 취미인 사람은 사진 촬영이 특기입니다.

이름	옷 색깔	좋아하는 동물	취미	특기
수정				
하민				
지연				

2일 그림의 답 알아내기

월   일

정답 ▶ p.124

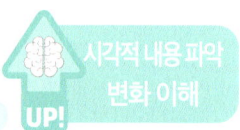

각 그림들은 고유의 숫자 값을 갖고 있습니다. 각 그림의 값이 얼마인지 알아보고 마지막 문제의 답을 맞혀 보세요.

1

🥫 + 🥫 + 🥫 + 🥫 = 480

🥫 + 🍪 - 🍪 + 🍪 = 145

🍪 + 🍉 + 🍋 = 110

🥫 + 🍋 = 175

🥫 + 🍪 - 🍉 + 🍋 =

🥫 :   🍪 :   🍉 :   🍋 :

2

🍒 + 🍒 + 🍒 + 🍒 = 540

🍒 + 🍊 - 🍊 + 🍊 = 150

🍊 + 🍎 - 🍊 = 40

🍒 + 🍊 = 170

🍒 + 🍊 + 🍎 + 🍊 =

🍒 :   🍊 :   🍎 :   🍊 :

3일 다른 모양 찾기

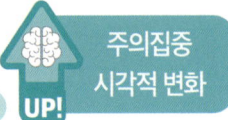

눈을 크게 뜨고 그림을 바라보세요. 그림을 확인했다면 아래 물음에 답해 보세요.

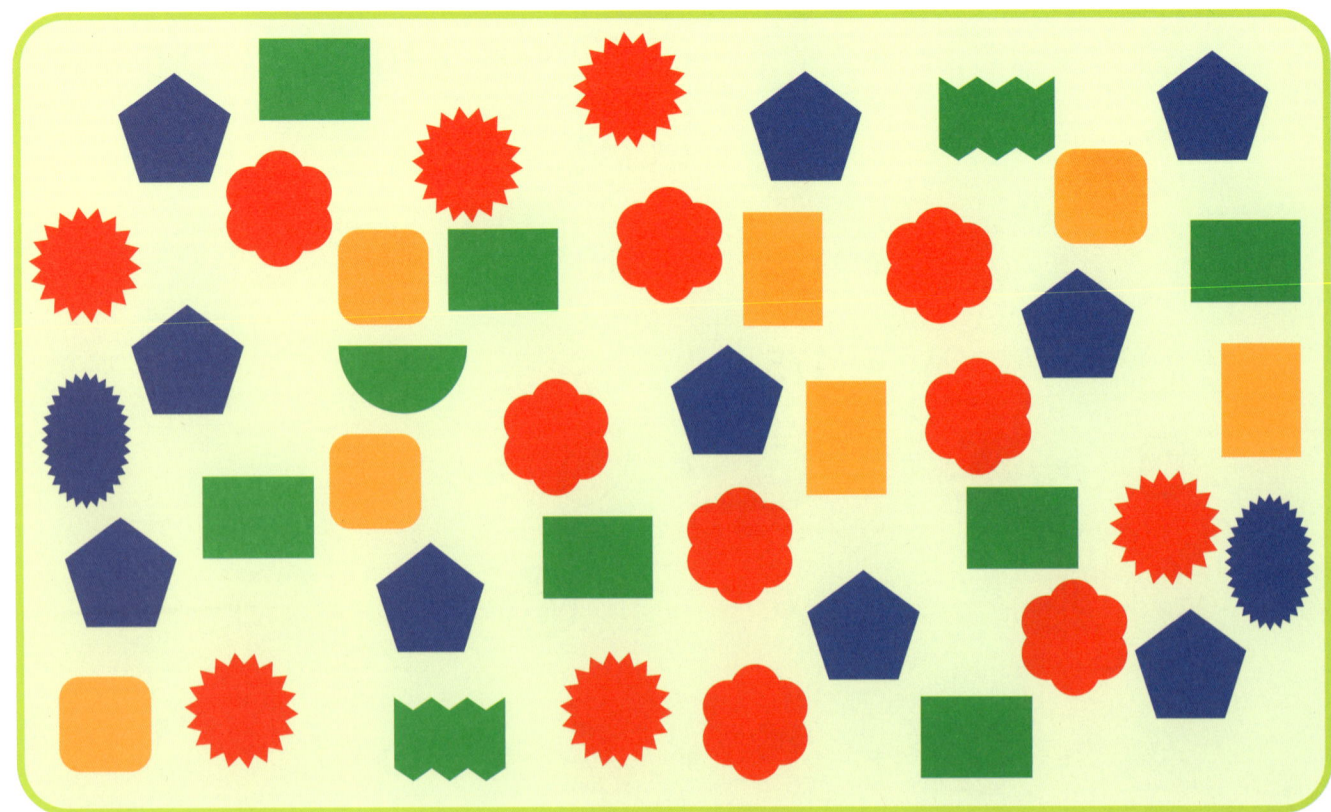

1. 1개만 있는 모양을 그려 보세요.

2. 은 몇 개인가요?

3. 6개가 있는 것은 무슨 모양인가요?

없는 쌍 찾기

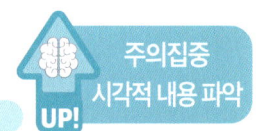

쌍이 없는 모양이 1개 있습니다. 그 모양을 찾아서 동그라미 하세요.

5일 같은 돈끼리 잇기

1개월 / 3주

월 일   정답 ▶ p.124

주의집중 계산력 UP!

지폐와 동전이 어지럽게 놓여 있습니다. 같은 금액끼리 연결해 보세요.

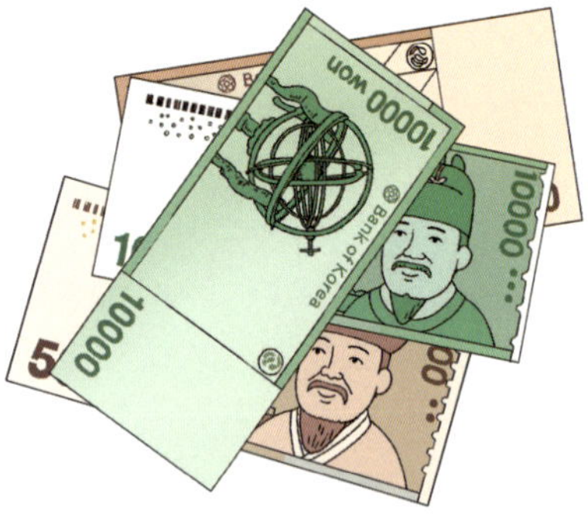

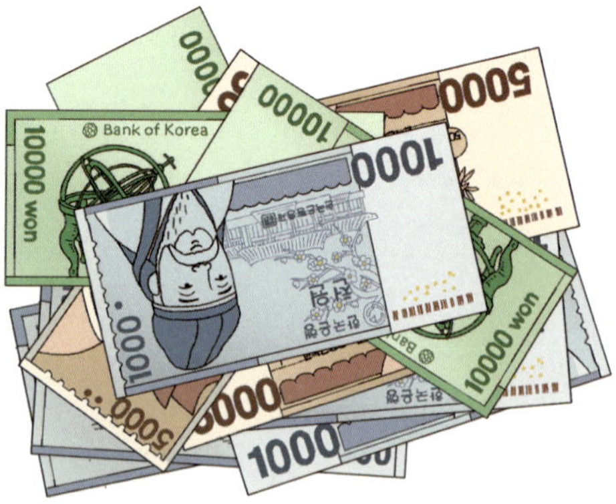

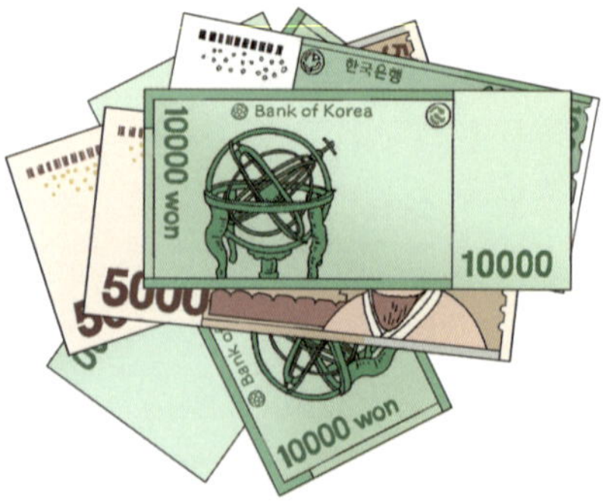

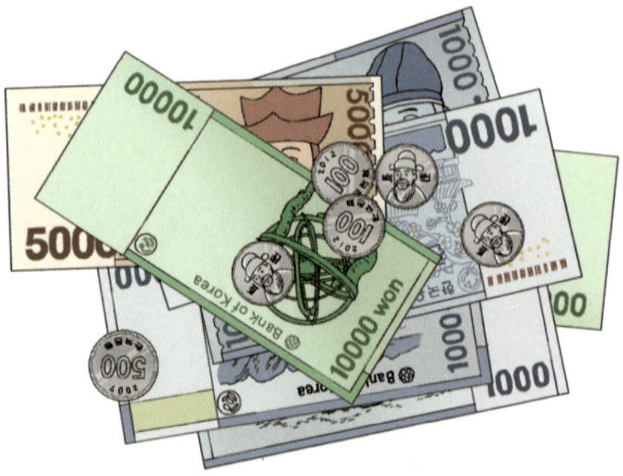

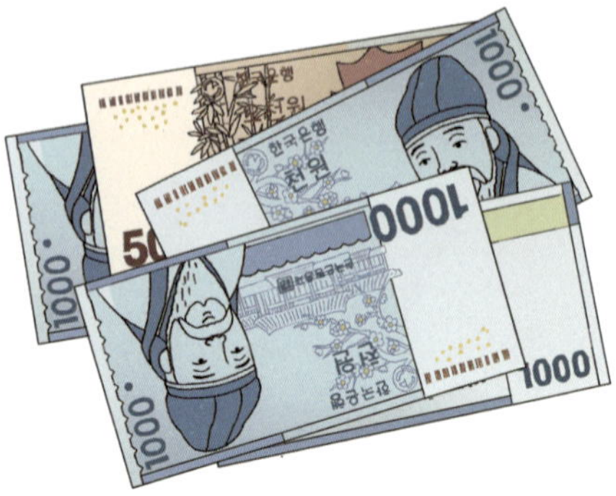

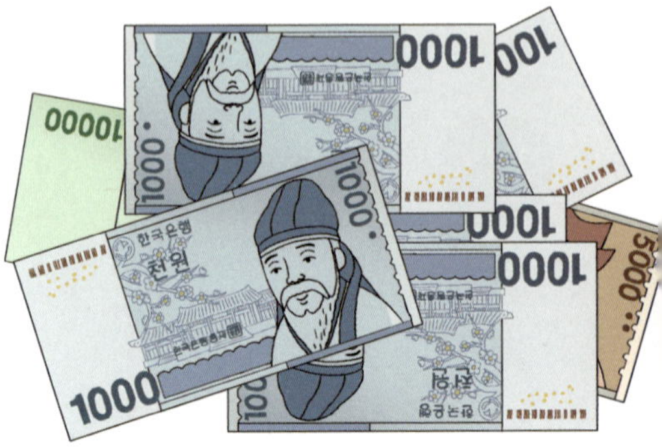

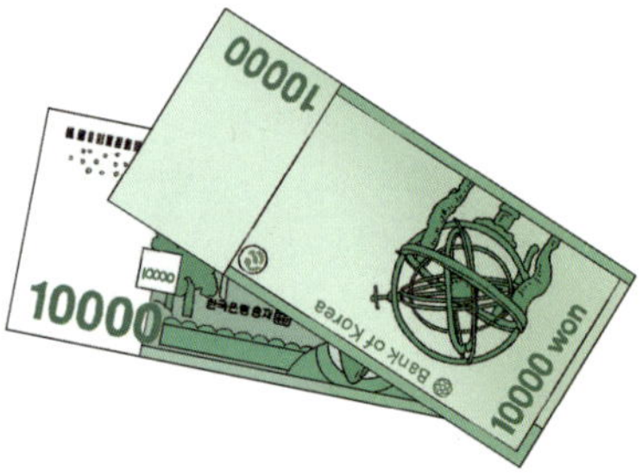

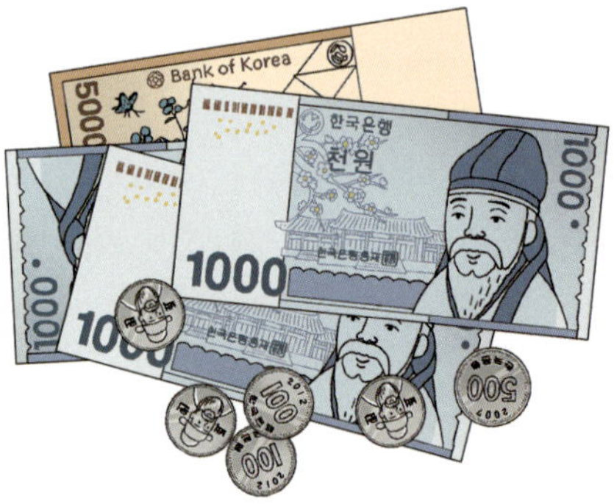

1개월
3주
6일

그림자 찾기

월 일

정답 ▸ p.121

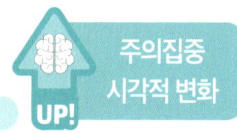

주의집중
시각적 변화
UP!

<보기> 그림의 그림자를 찾아보세요. 각 그림자는 <보기>와 비슷해 보이지만 살짝 다릅니다. 정답을 골라서 동그라미 하세요.

보기

1

2

3

4

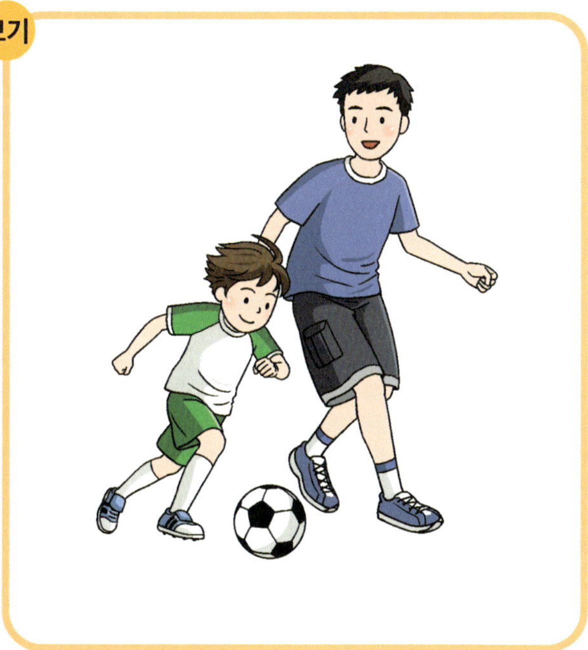

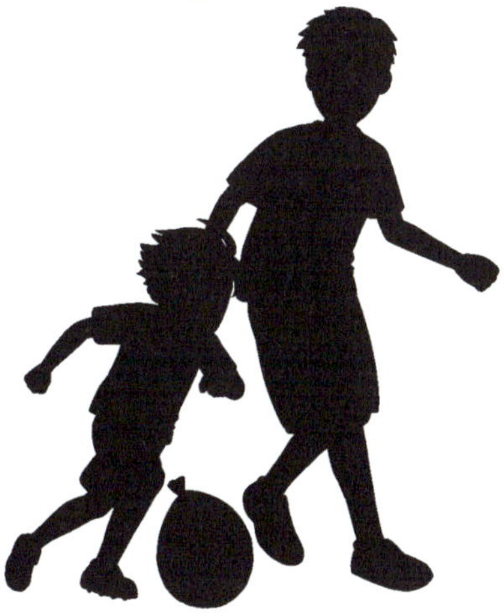

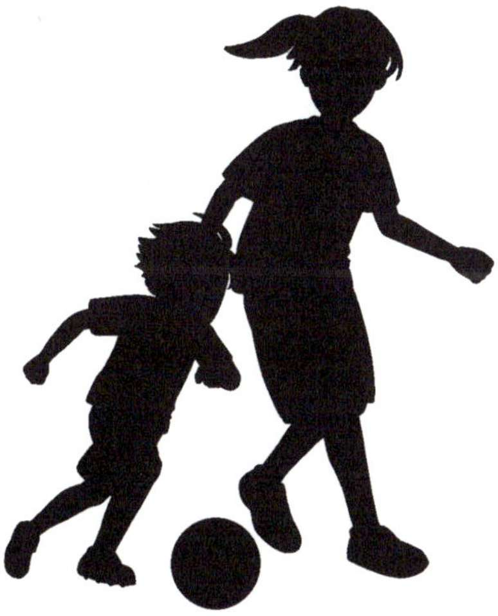

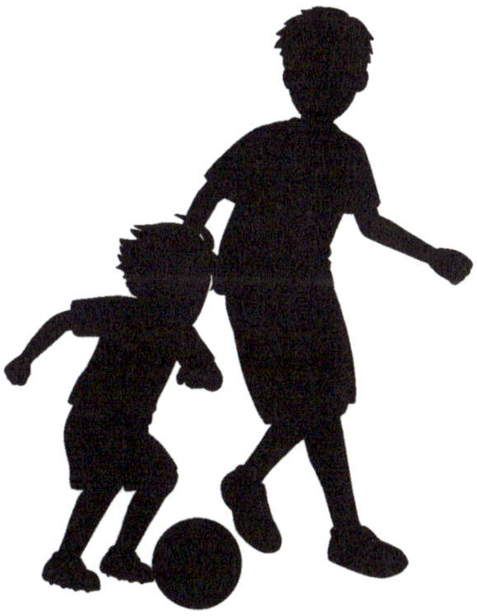

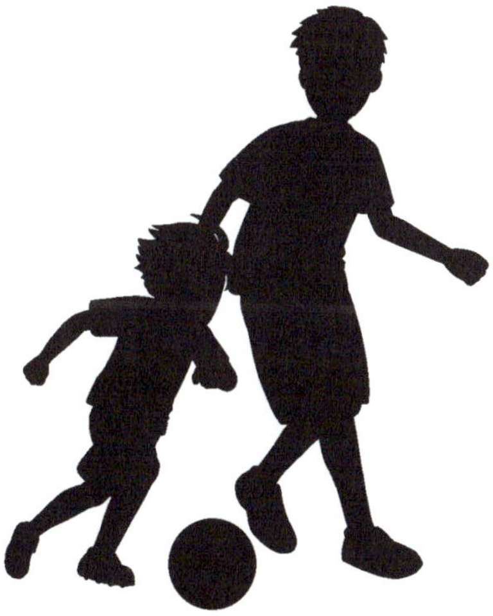

7일 가로 틀린 그림 찾기

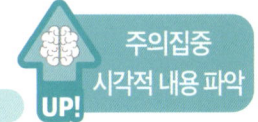

위아래 그림에는 다른 부분이 8곳 있습니다. 다른 부분을 찾아서 동그라미 하세요.

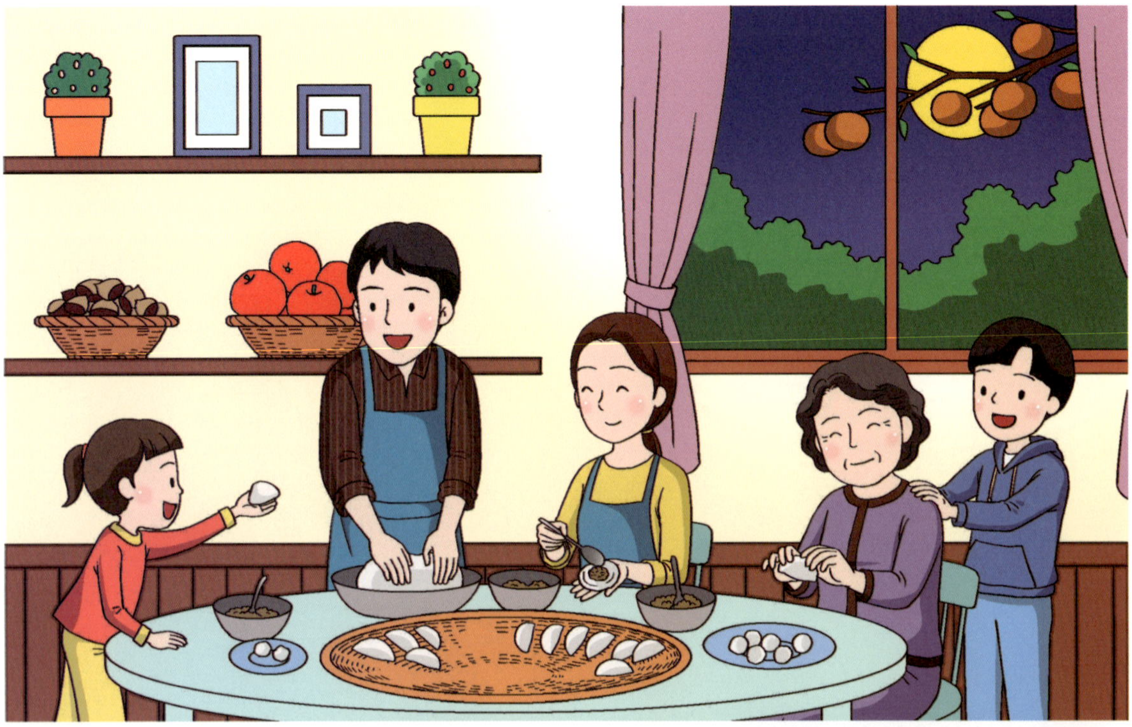

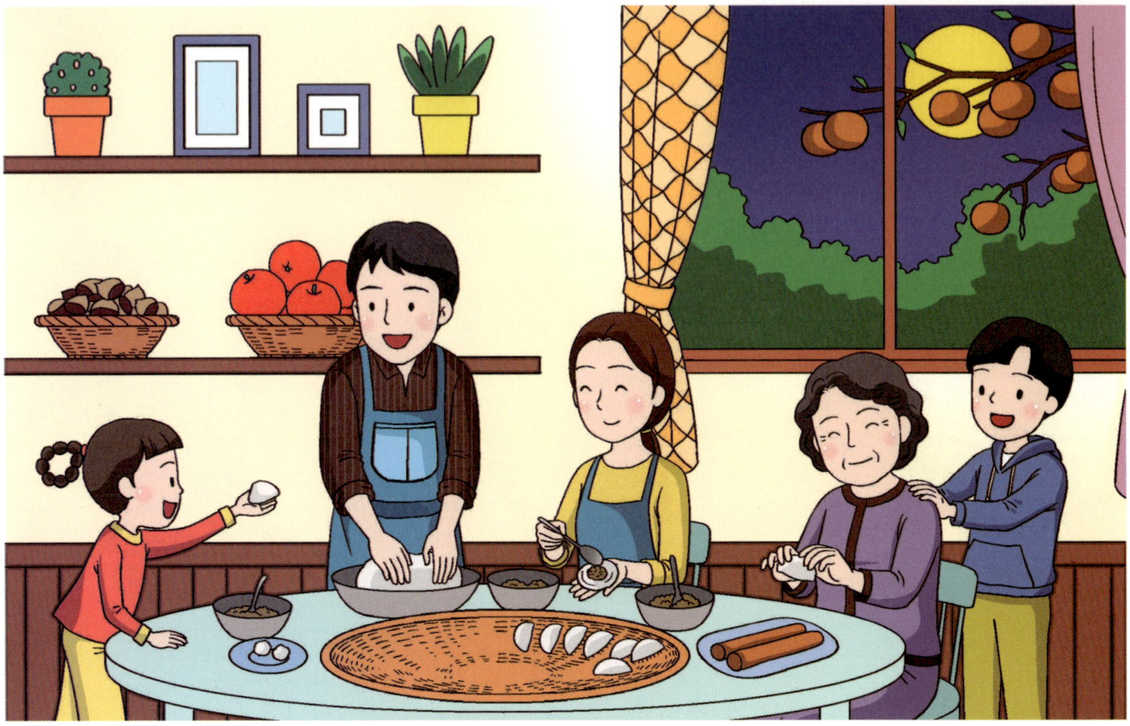

주사위 뒷면 계산하기

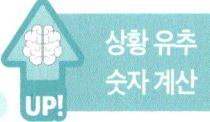

주사위를 던지면 나오는 앞면의 숫자와 뒷면의 숫자를 합치면 항상 7이 됩니다. 앞면의 숫자가 1이라면 뒷면의 숫자가 6인 거죠. 주사위 뒷면의 수를 생각하여 계산해 보세요.

1 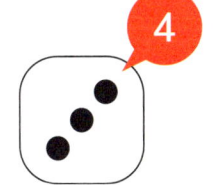 + 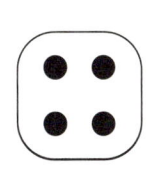 − 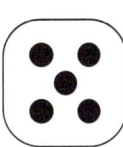 =

2 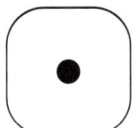 + 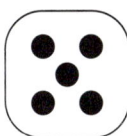 + 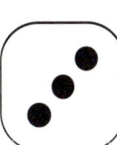 =

3 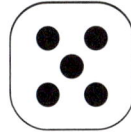 × 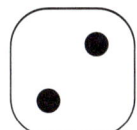 −  =

4 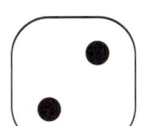 − 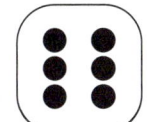 +

5 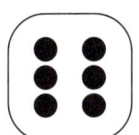 +

2일 가로 틀린 그림 찾기

위아래 그림에는 다른 부분이 8곳 있습니다. 다른 부분을 찾아서 동그라미 하세요.

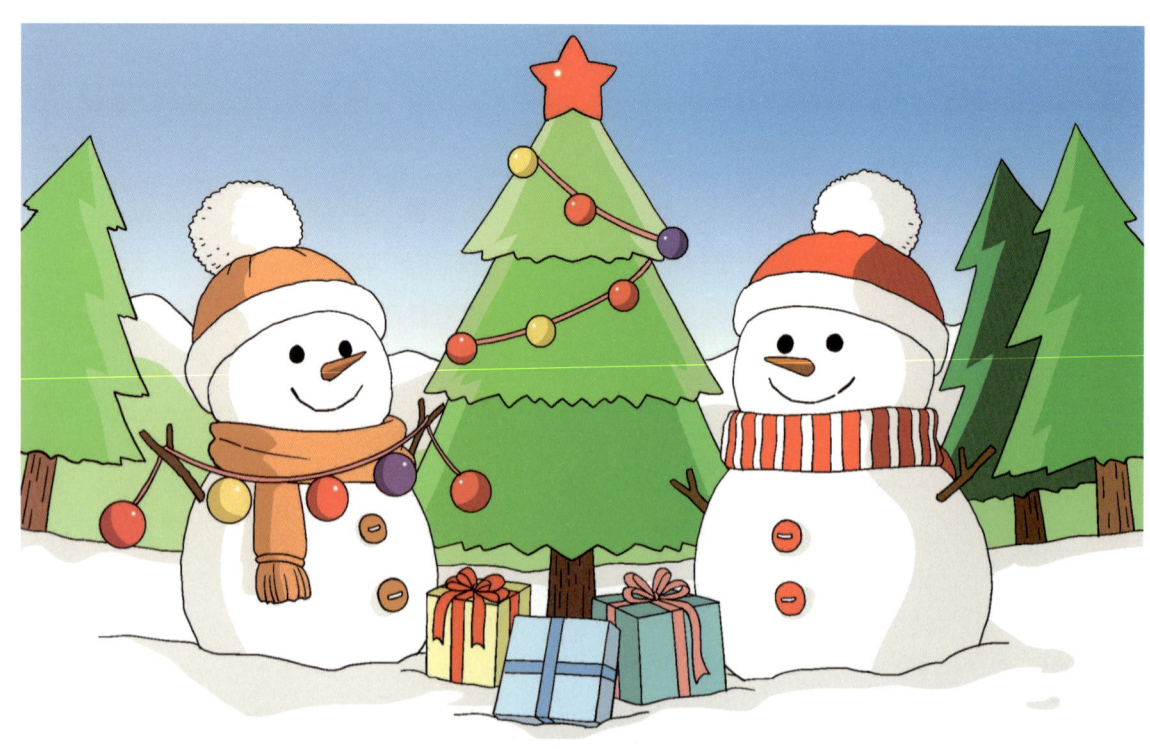

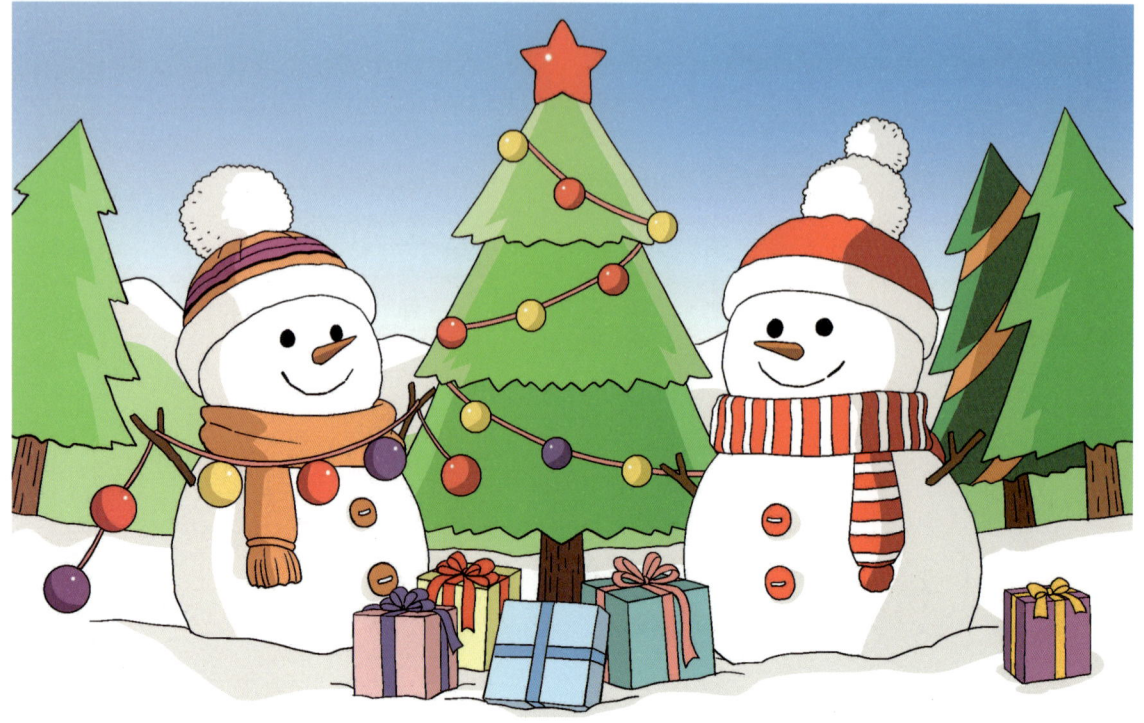

사각 퍼즐 옮겨 맞추기

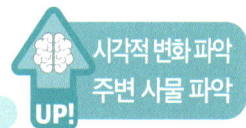

완성된 그림을 보고 조각난 그림을 좌표에 맞게 써 보세요.

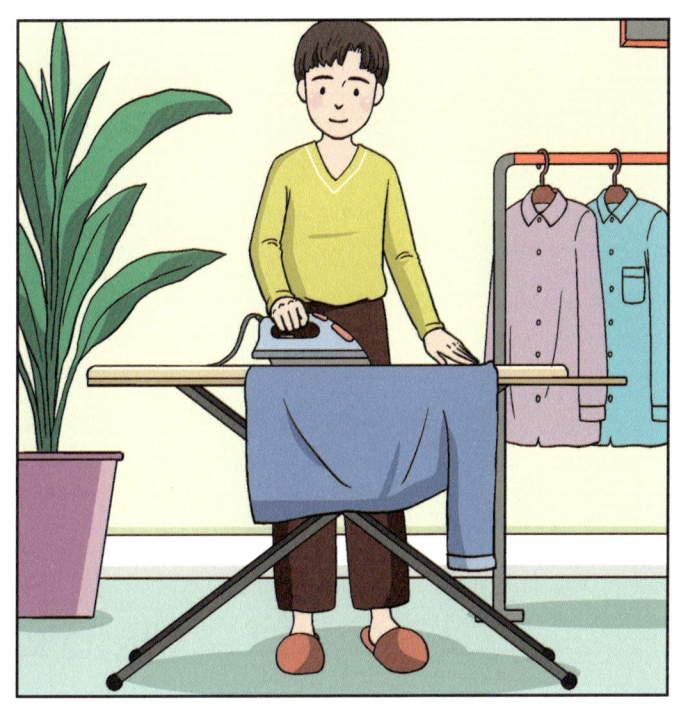

미로 찾기

안전하게 정상에 도착할 수 있도록 도와주세요.

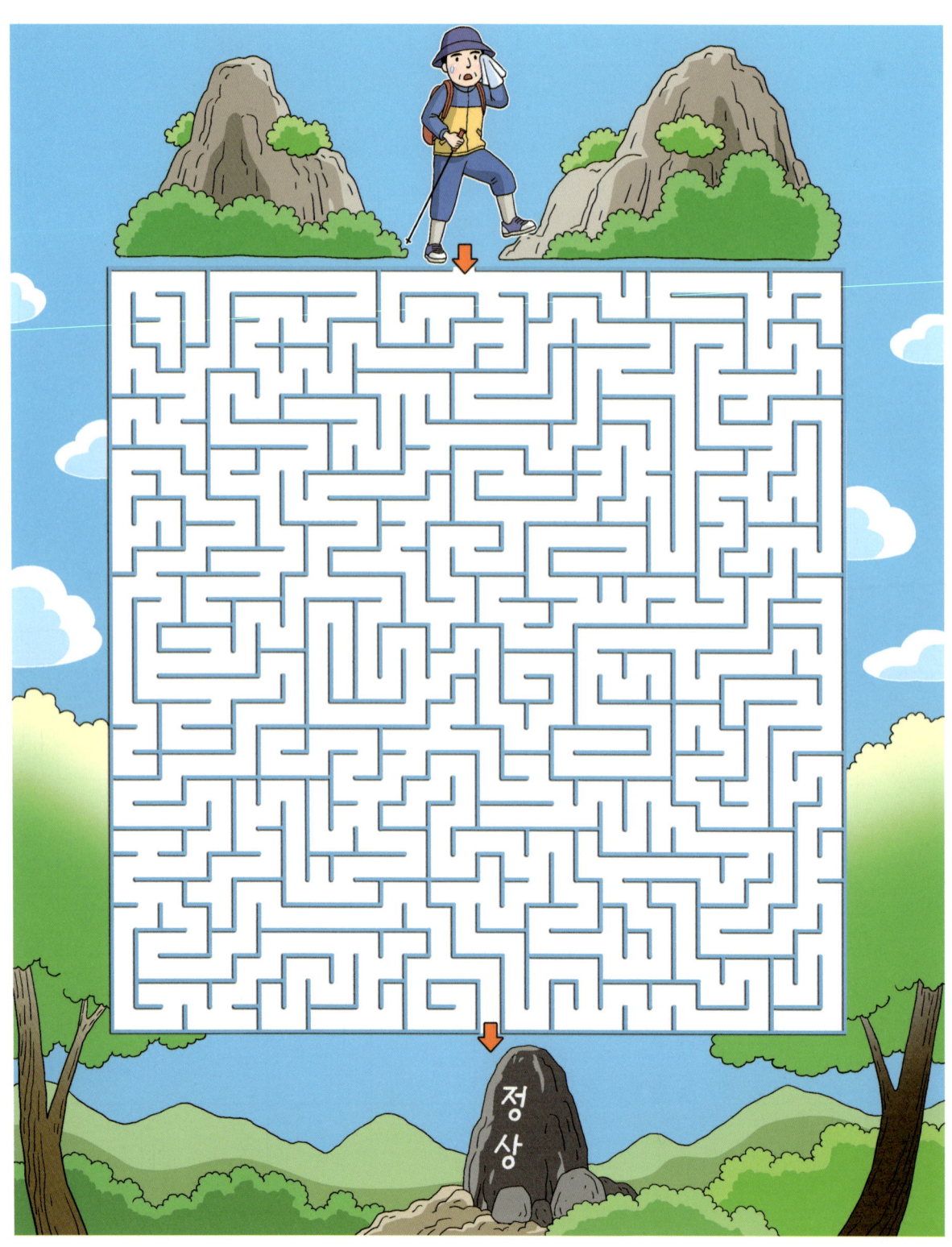

5일 빠진 숫자 찾기

각 문제에는 빠진 숫자가 있습니다. 문제의 질문을 읽고 정답을 적어 보세요.

1. 1~37 중 빠진 숫자가 1개 있습니다. 빠진 숫자를 적어 보세요.

```
9   27   5   36   24   4
16  34  11  18   14  35
2   22  37   1   21  10
28  25  20  30   8   32
7   15   3  33  17  13
19  29  12  26  23   6
```

빠진 숫자 _____

2. 1~39 빠진 숫자가 3개 있습니다. 빠진 숫자를 적어 보세요.

```
17  36  28   8  14  31
1   22   4  38  18  12
32  13  39  25   3  27
10  29  20   9  35  11
24  16   2  37  23  33
5   30  26  15  21   6
```

빠진 숫자 _____

3.
1) 10~46 중 빠진 숫자가 1개 있습니다. 빠진 숫자를 적어 보세요.
2) 끝자리가 4인 숫자를 모두 적어 보세요.

```
41  13  45  37  29  17
20  43  24  18  46  25
31  11  28  42  38  12
16  33  21  10  35  30
26  36  22  44  27  34
14  40  19  32  15  23
```

빠진 숫자 _____
끝자리가 4인 숫자 _____

4.
1) 10~48 중 빠진 숫자가 3개 있습니다. 빠진 숫자를 적어 보세요.
2) 끝자리가 5인 숫자를 모두 적어 보세요.

```
29  12  42  35  19  41
14  44  25  47  27  15
21  40  46  10  48  33
36  17  31  22  20  26
11  34  28  43  39  13
24  38  16  37  18  30
```

빠진 숫자 _____
끝자리가 5인 숫자 _____

1개월 4주 6일

다른 그림 찾기

월 일

정답 ▸ p.125

UP! 주의집중 시각적 내용 파악

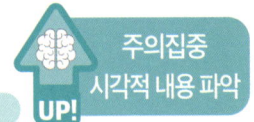

다 같아 보이나요? 자세히 보면 다른 그림이 있습니다. 다른 그림에 동그라미 하세요.

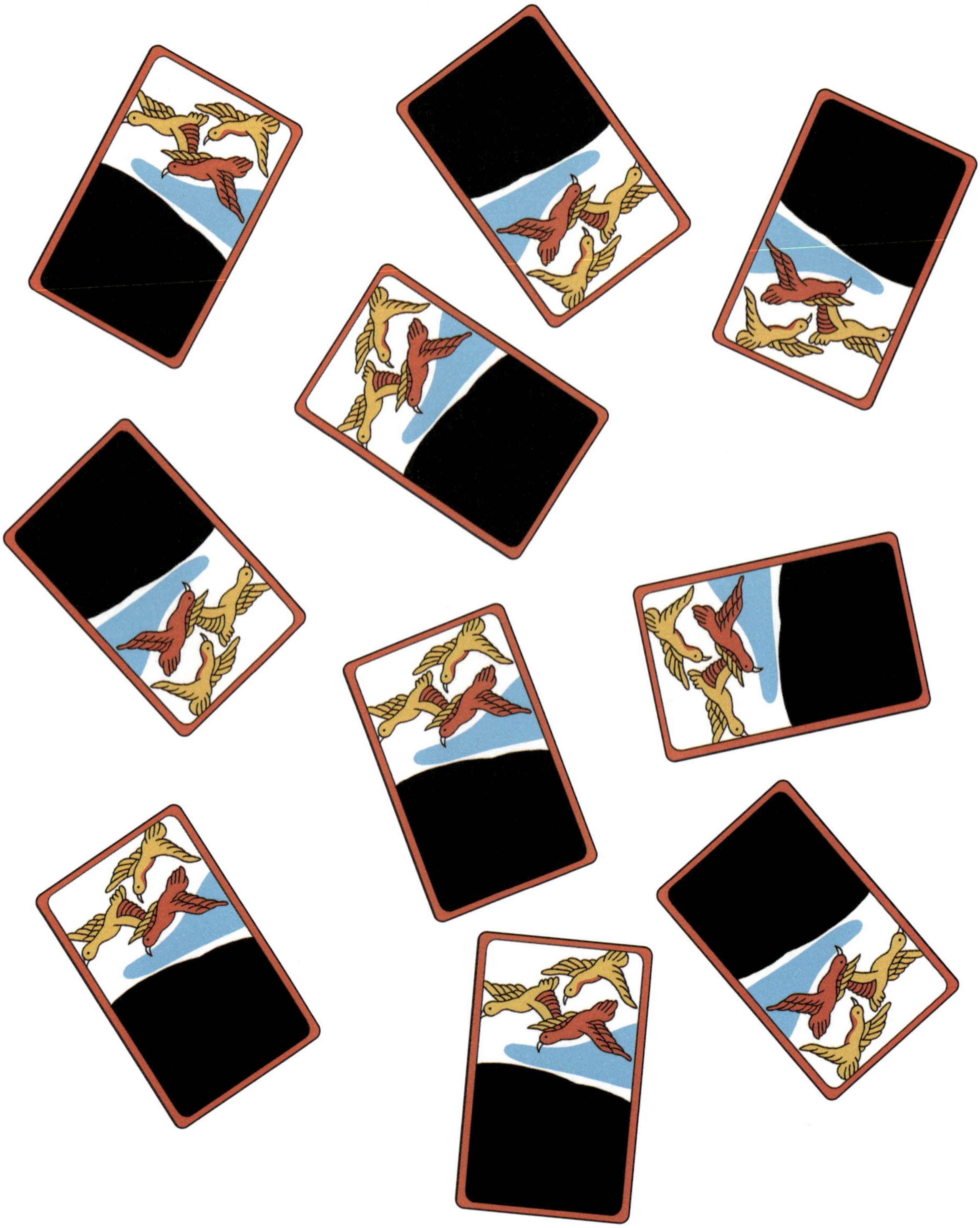

7일 같은 것은 모두 몇 개?

1개월 4주

월 일　　　　　　정답 ▶ p.121

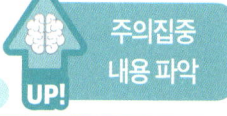

같은 것이 모두 몇 개인지 개수를 적어 보세요. 세다가 헷갈릴 수 있으니 천천히 세어 보세요.

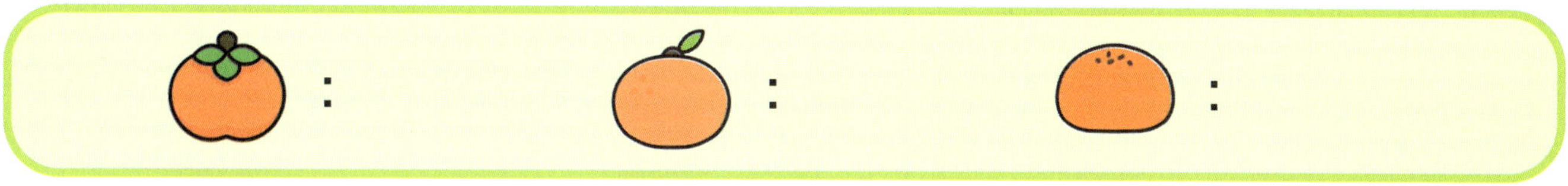

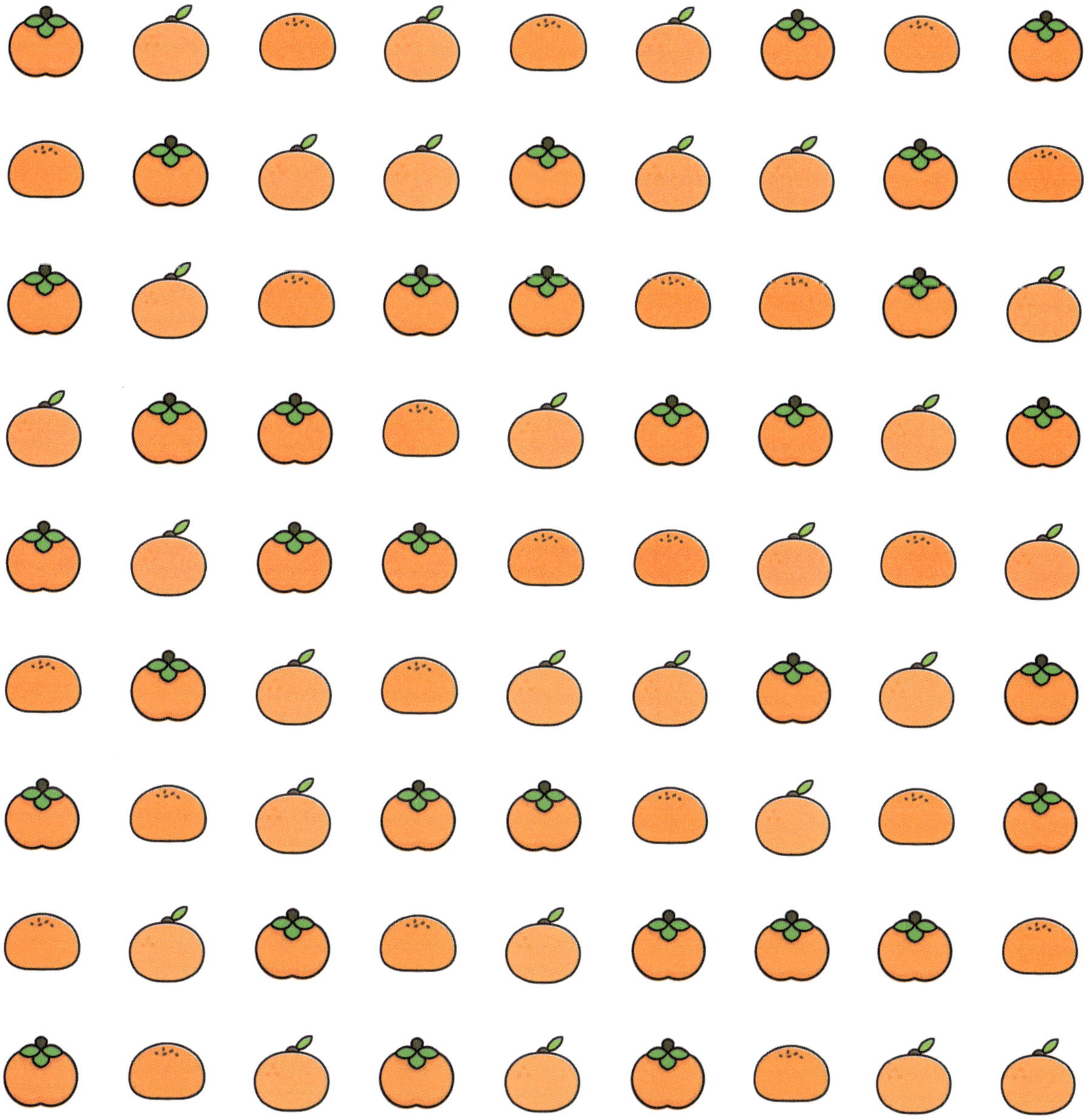

좋은 글 필사하기

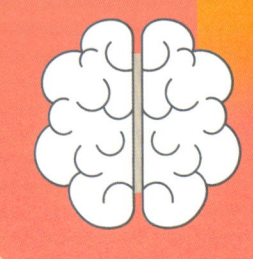

[읽기] 아래 문장을 천천히 읽어 봅시다.

사람을 고용하는데 있어 의심하거든 쓰지 말고

사람을 썼거든 의심하지 말라.

— 『명심보감』 —

[쓰기] 다음 글자 위에 펜으로 따라 써 봅시다.

사람을 고용하는데 있어 의심하거든 쓰지 말고

사람을 썼거든 의심하지 말라.

— 『명심보감』 —

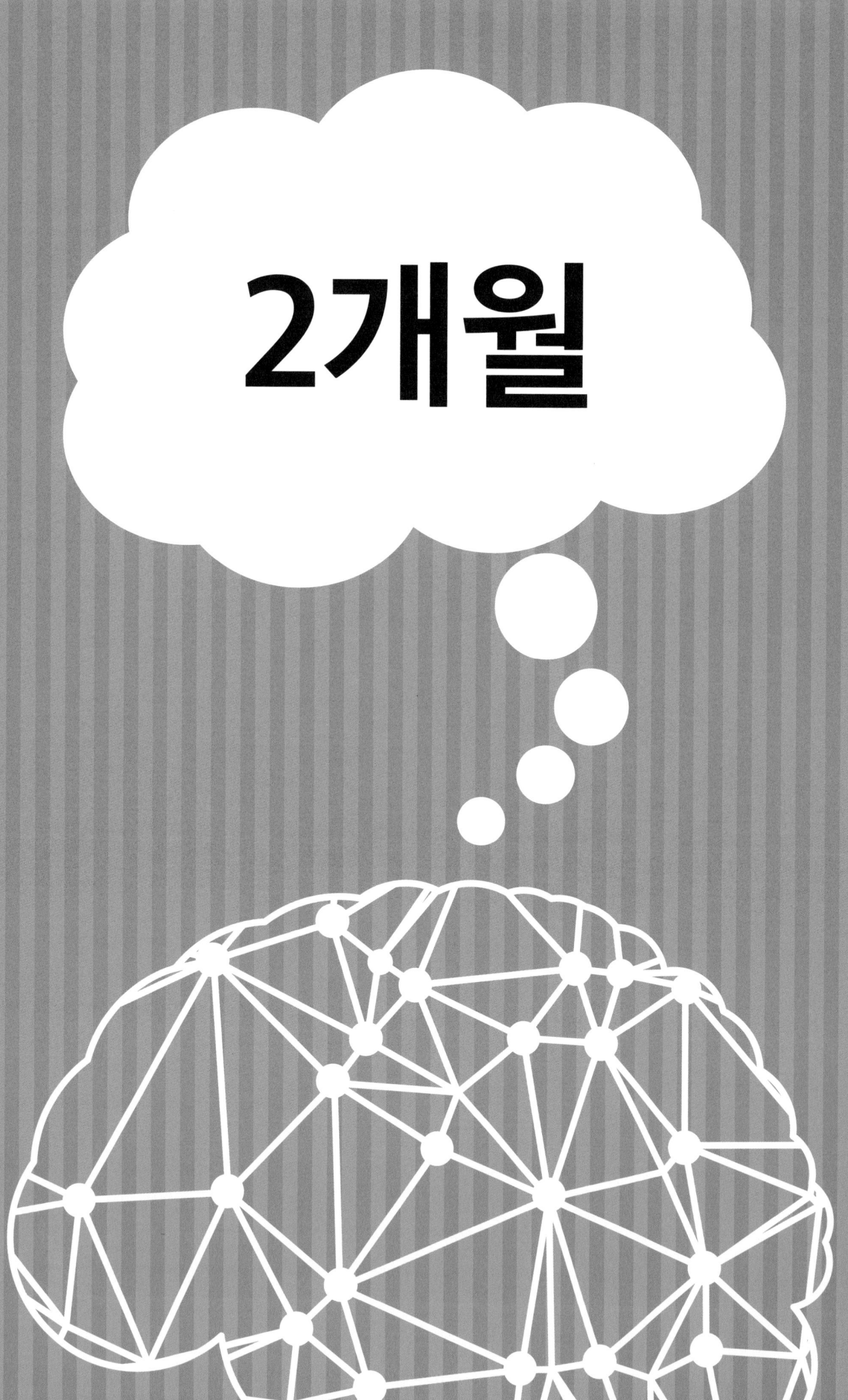

저금통 돈 계산하기

종석이가 어머니의 생신 선물을 사기 위해 저금통을 열었습니다. 돈의 앞면과 뒷면을 자세히 살펴보세요. 전체 금액은 얼마인가요?

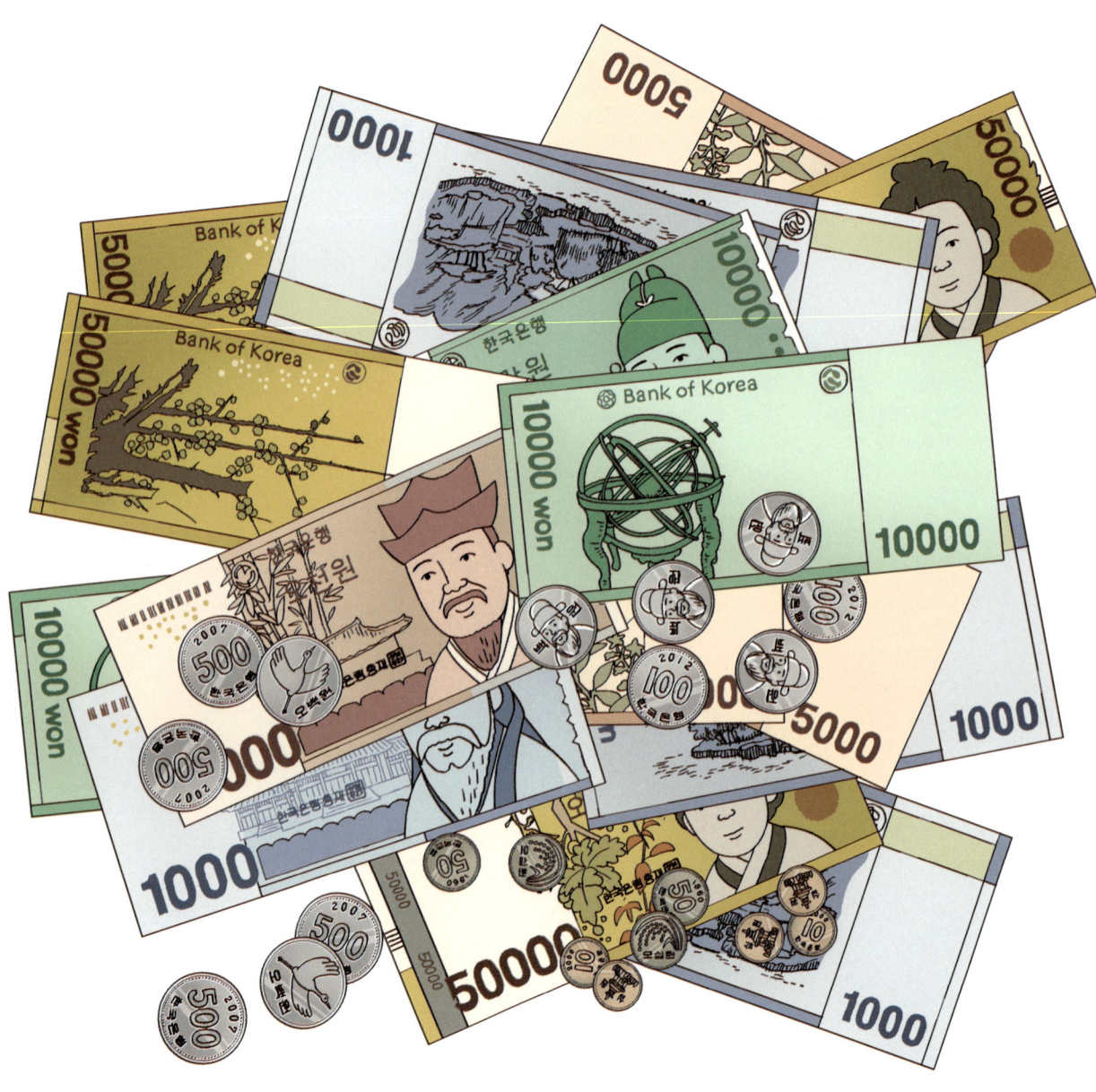

전체 금액 :   원

2개월	**2** 일	오름차순으로 동그라미 하기
1주		월 일 정답 ▶ p.122

주의집중 내용 파악 UP!

네모 칸에 1~81까지의 숫자들이 있습니다. 오름차순(1 → 2 → 3 → 4 → 5 …… 80→ 81)으로 동그라미 하세요.

①	61	30	75	17	55	77	36	13
19	45	79	22	67	42	8	60	48
52	39	10	76	27	37	70	23	74
7	33	71	50	2	80	18	43	3
63	41	47	24	20	40	62	51	38
14	57	4	56	81	44	32	11	69
59	21	68	64	34	15	28	53	25
29	72	12	26	54	46	5	65	58
6	49	35	66	16	73	31	78	9

3일 물건 사기

물건을 사기 위해 가게에 왔습니다. 물건의 가격을 잘 보고 다음 물음에 답해 보세요.

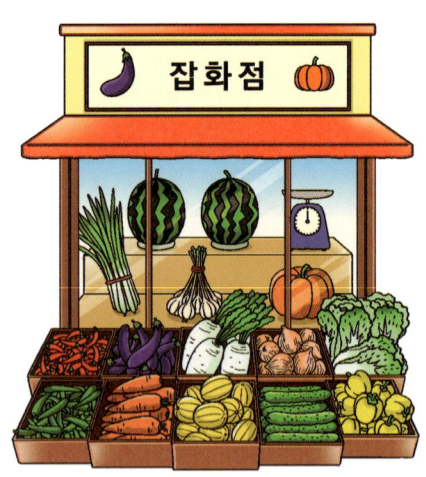

살 물건	수경 가게	승연 가게	향기 가게	지후 가게
옥수수	25,000	30,000	29,000	25,500
딸기	15,000	15,500	14,000	11,000
참외	15,000	14,500	14,000	16,000
콩	8,900	9,000	10,000	9,500
두부	12,500	13,000	11,000	13,000

1. 다섯 가지 물건을 한 가게에서 모두 살 때, 어떤 가게가 가장 비싼가요?

2. 향기네 옥수수값과 지후네 콩값, 승연이네 두부값을 합한 가격은 얼마인가요?

3. 수경이네 두부값에서 지후네 콩값을 뺀 가격은 얼마인가요?

4. 향기네 옥수수값에서 수경이네 콩값과 지후네 콩값을 뺀 가격은 얼마인가요?

5. 만약 옥수수를 제외한 나머지 물건을 산다면 어느 가게가 가장 비싼가요?

4일 동화 틀린 그림 찾기

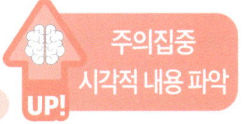

위아래 그림에는 다른 부분이 8곳 있습니다. 다른 부분을 찾아서 동그라미 하세요.

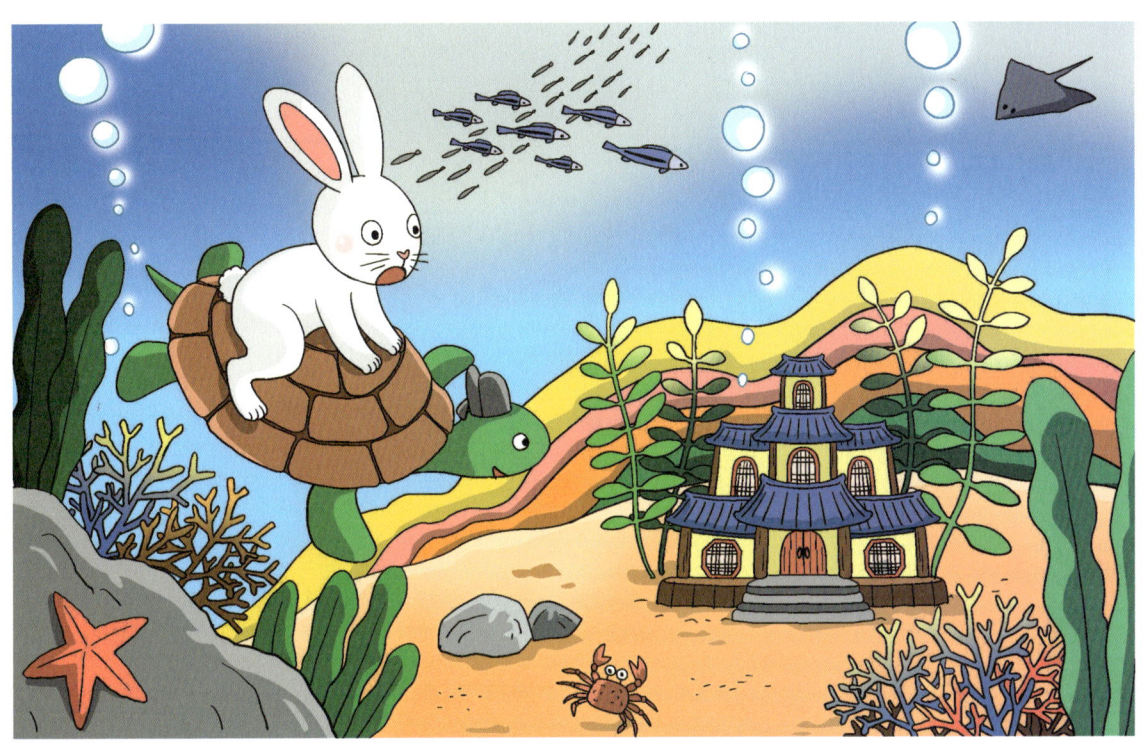

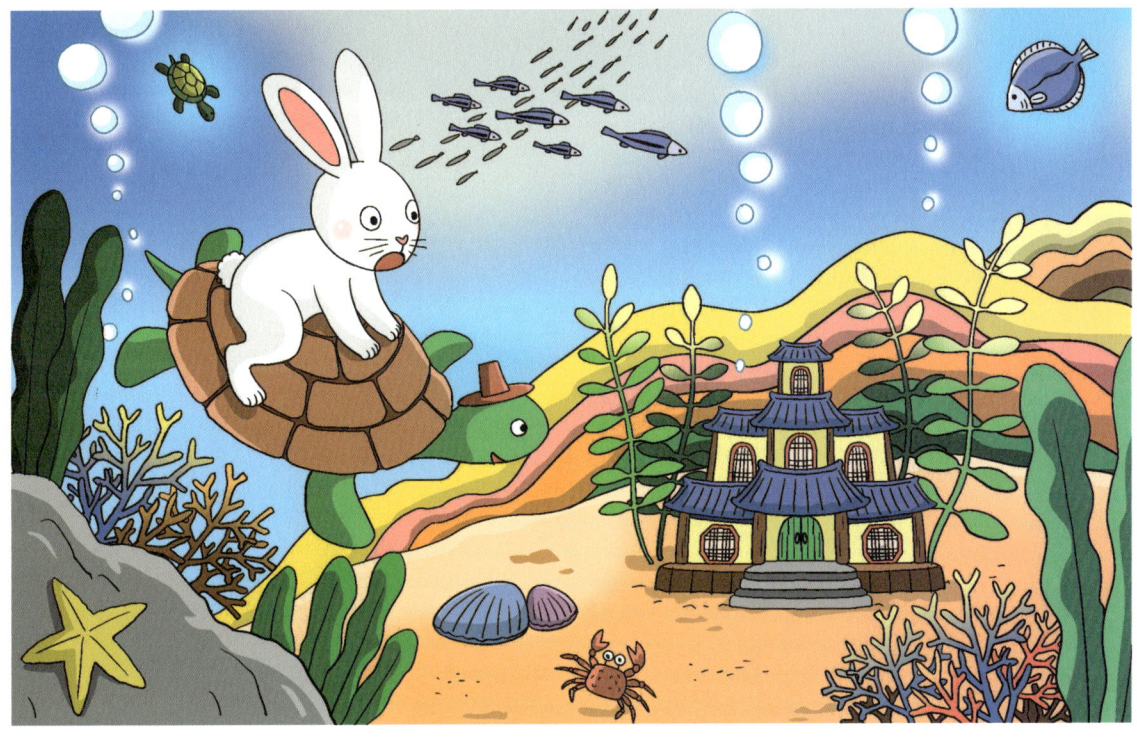

2개월 1주 5일

동전 지갑 계산하기

월 일

정답 ▸ p.122

상황 유추
숫자 계산
UP!

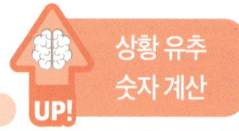

지갑 안의 동전을 전부 찾아서 계산해 보세요. 동전이 아닌 것도 있으니 주의하세요.

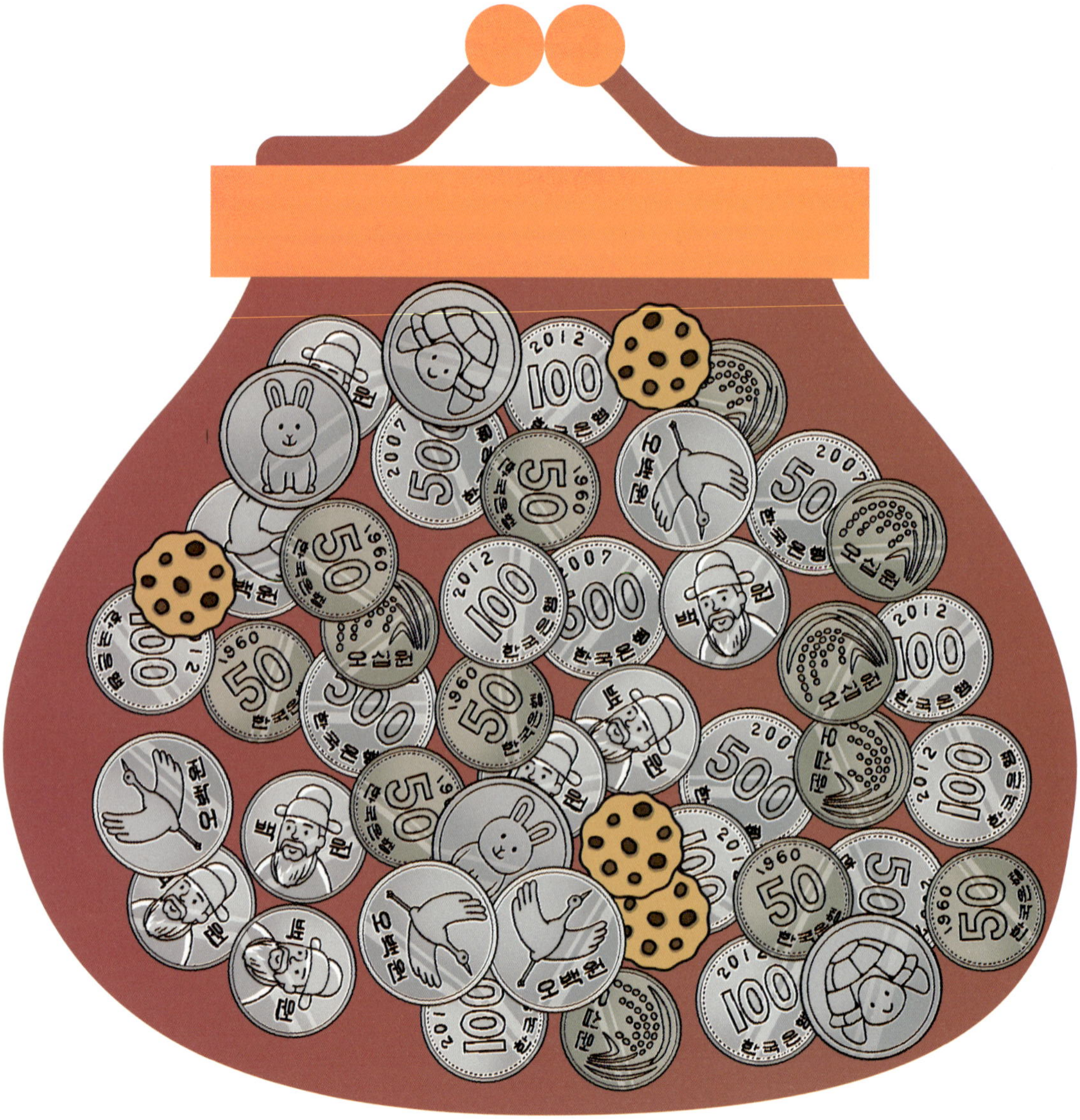

총 금액 : 원

6일 속담 찾기

글자가 조각조각 흩어졌습니다. 속담을 찾아서 아래 빈칸에 적어 보세요. 말이 되지 않는 속담도 있으니 잘 찾아보세요.

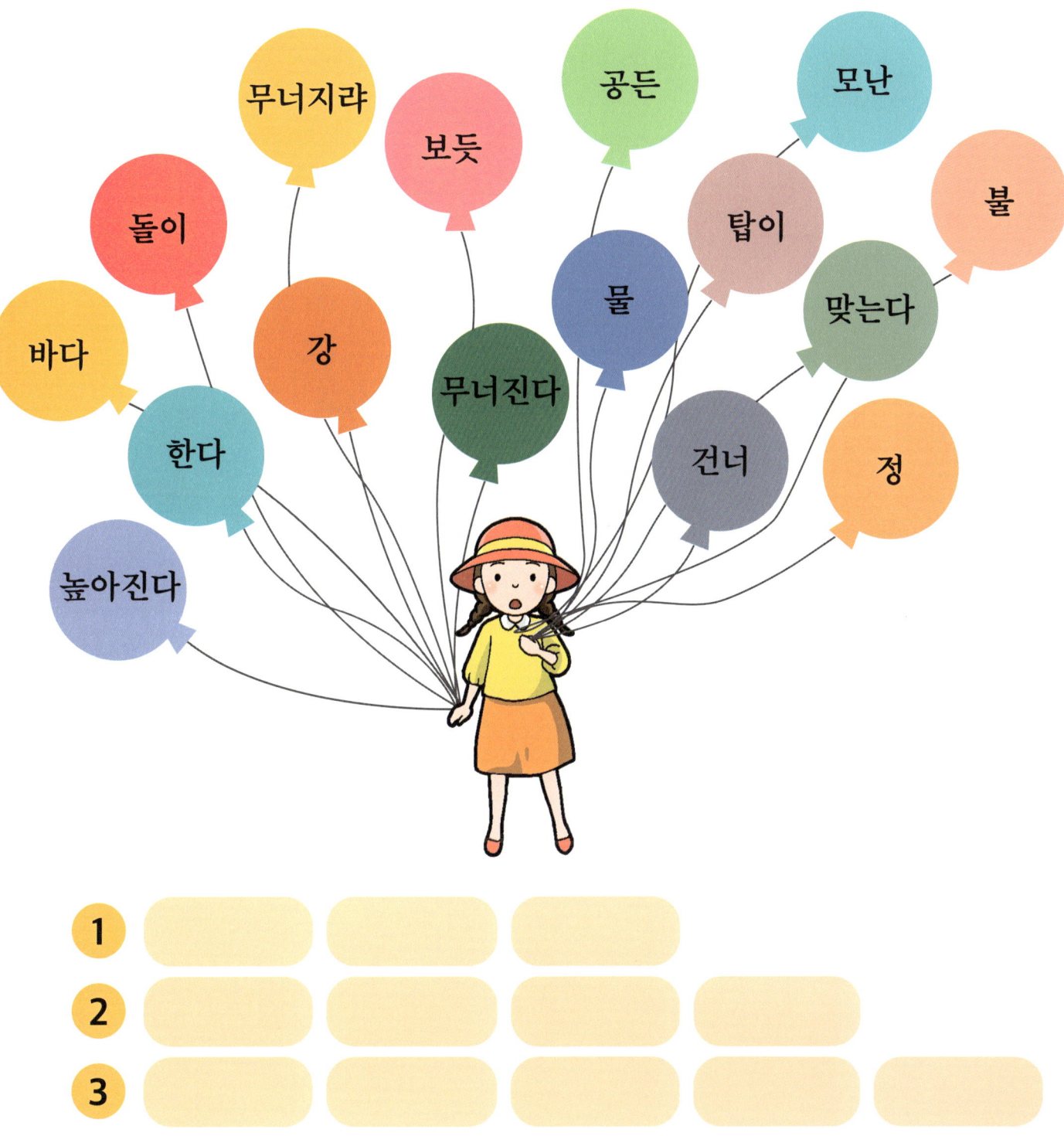

1.
2.
3.

7일 기차 계산하기

기차가 출발하기 위해서는 기차 안에 있는 숫자를 더하거나 빼서 나온 답을 알아야 합니다. 각 기차의 왼쪽에 있는 숫자부터 계산해서 도착에 도달해 보세요.

1. $13 + 16 + 14 + 19 + 6 + 15 =$

2. $18 - 4 + 16 + 28 - 4 + 16 =$

3. $32 + 7 + 8 - 16 + 12 - 8 =$

4. $39 - 7 + 16 + 13 - 9 + 17 =$

1일 공항에 왔어요

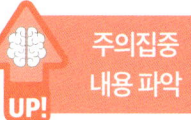

여행을 가기 위해 사람들이 공항에 왔습니다. 공항 키오스크에 나타난 정보를 확인하고, 다음 물음에 답해 보세요.

꽃 항공
탑승 시각 12:44
탑승구 110
출발 시각 13:39

해님 항공
탑승 시각 10:40
탑승구 100
출발 시각 12:20

별 항공
탑승 시각 10:15
탑승구 110
출발 시각 10:48

물고기 항공
탑승 시각 20:56
탑승구 105
출발 시각 21:35

구름 항공
탑승 시각 20:50
탑승구 200
출발 시각 21:34

고래 항공
탑승 시각 12:55
탑승구 101
출발 시각 13:37

윤시후 표 정보
탑승 시각: 20:50
탑승구: 200
출발 시각: ?

신승호 표 정보
탑승 시각: 10:15
탑승구: ?
출발 시각: 10:48

강기영 표 정보
탑승 시각: ?
탑승구: 110
출발 시각: 13:39

최도윤 표 정보
탑승 시각: 10:40
탑승구: ?
출발 시각: 12:20

김향기 표 정보
탑승 시각: ?
탑승구: 101
출발 시각: 13:37

---

1. 윤시후 씨는 무슨 항공 비행기를 타고 가나요?
2. 신승호 씨는 무슨 항공 비행기를 타고 가나요?
3. 강기영 씨의 탑승 시각은 몇 시인가요?
4. 탑승구가 같은 사람들은 누구누구인가요?

2일 물건의 값은?

각 물건들은 고유의 숫자 값을 갖고 있습니다. 물건들의 값을 찾아 아래의 문제를 풀어 보세요.

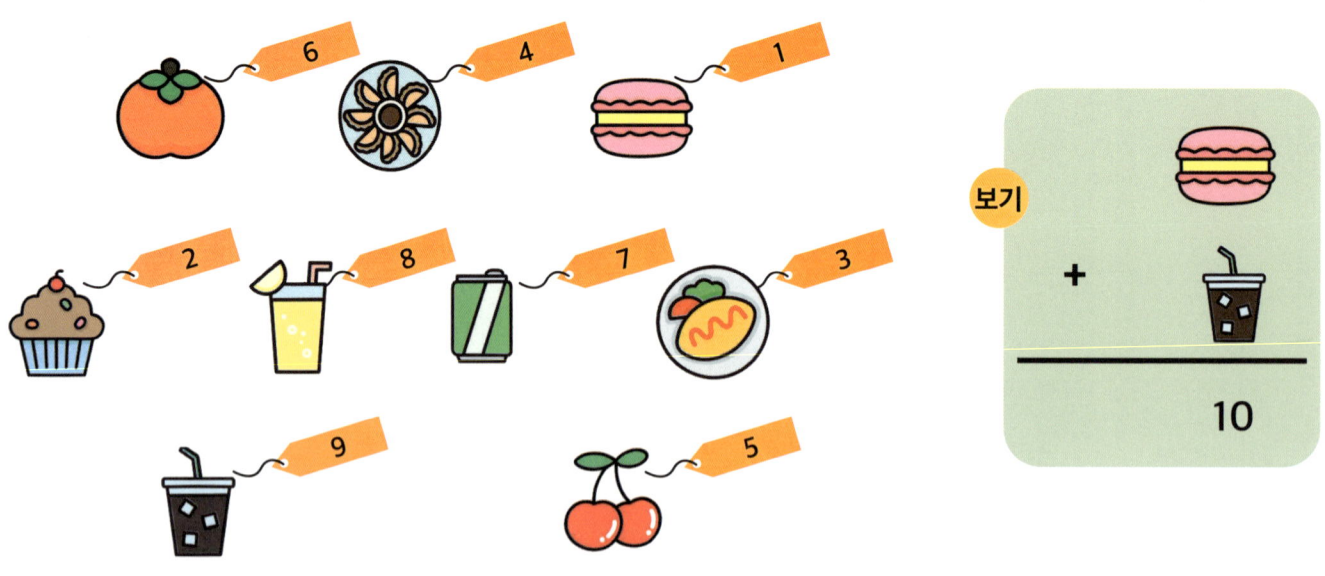

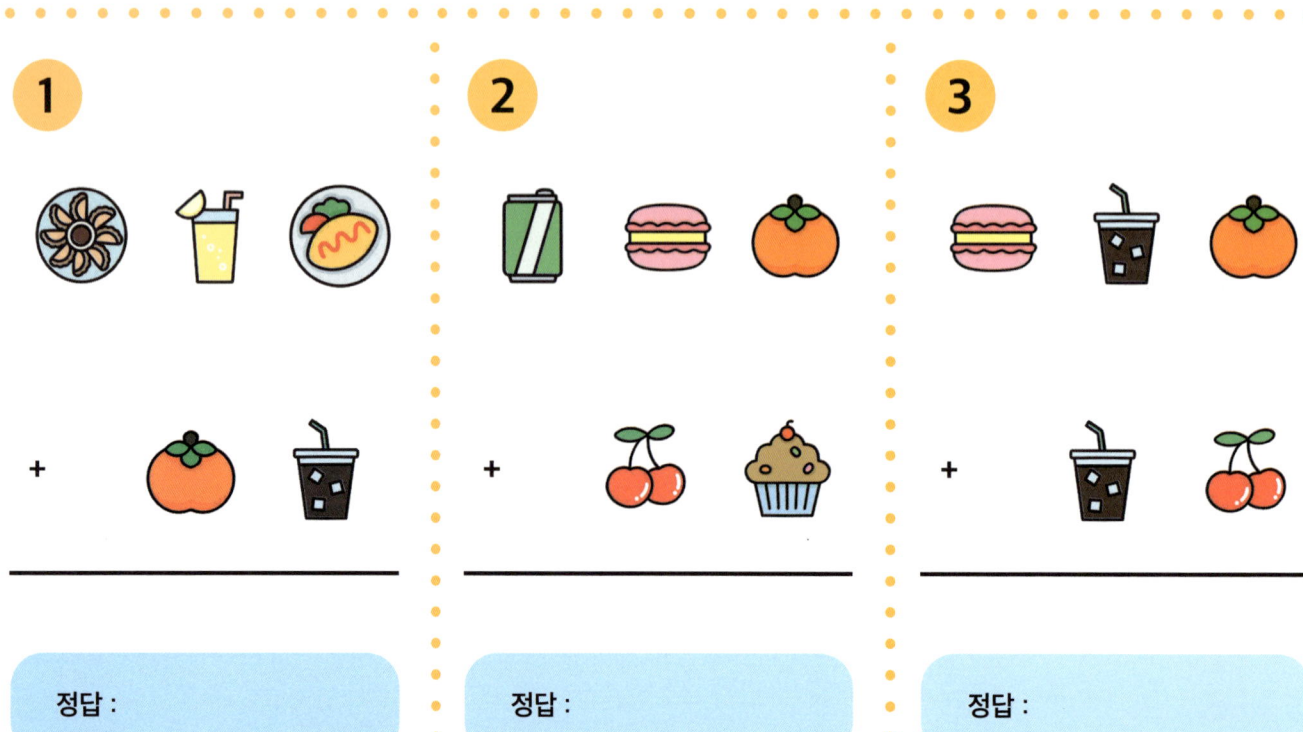

3일 좌표 찾기

그림과 일치하는 조각의 좌표를 찾아보세요.

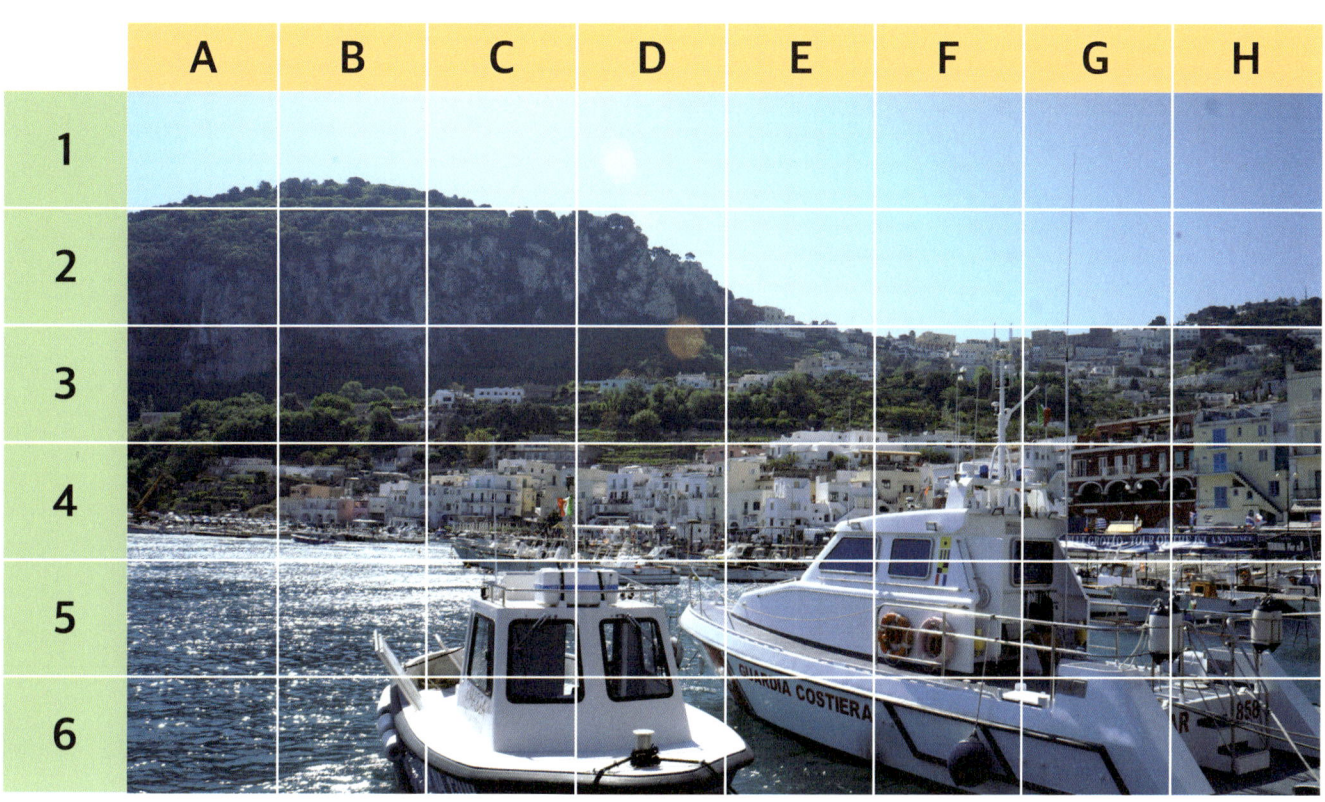

보기: 5, E

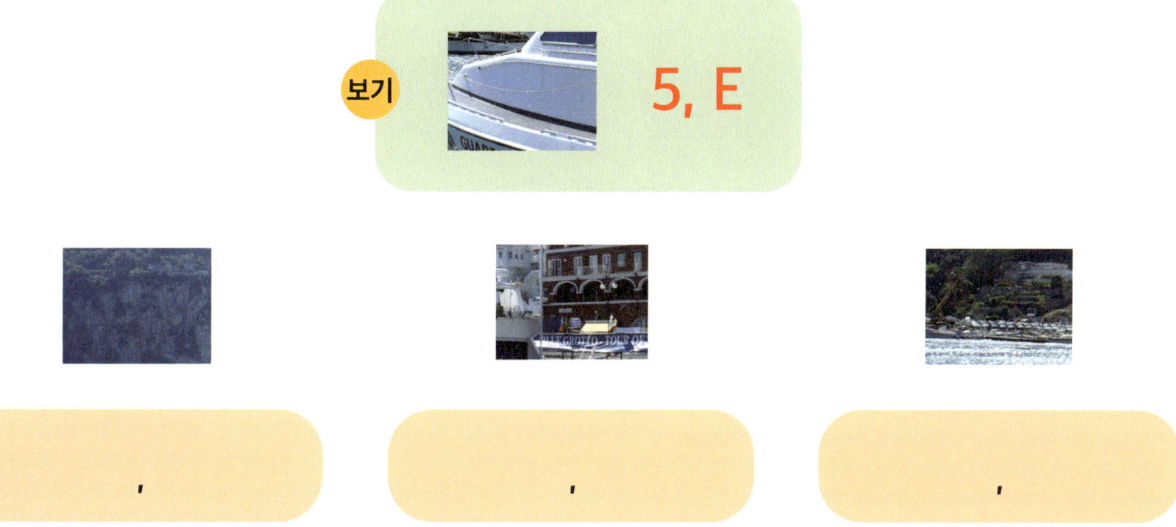

4일 미로 찾기

회사에 지갑을 놓고 왔습니다. 무사히 지갑을 가지러 갈 수 있도록 도와주세요.

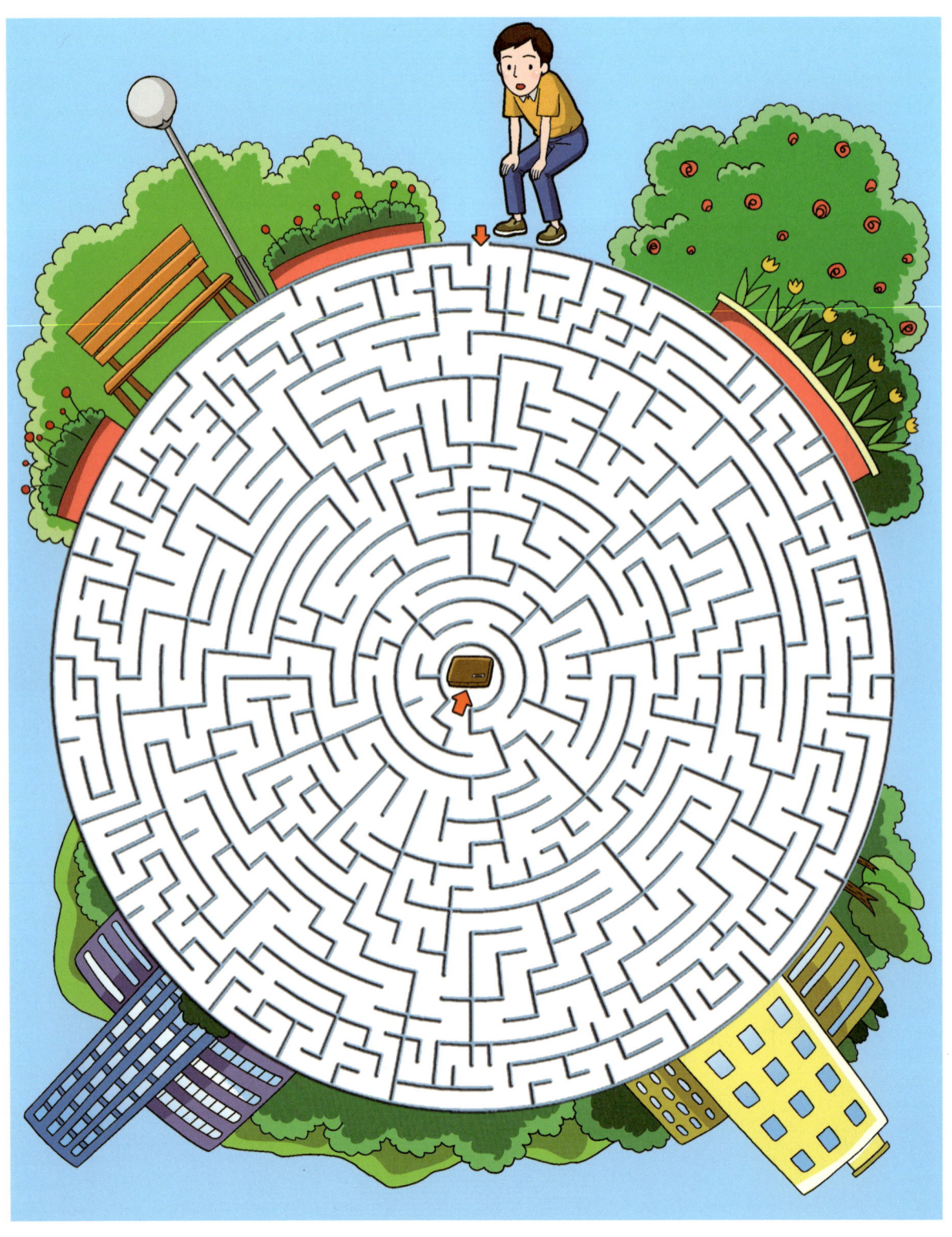

2개월

2주

5 일

올바른 숫자 찾기

월 일

정답 ▸ p.122

UP! 주의집중 계산력

□에 알맞은 숫자를 찾아 동그라미 하세요. 찾기 어렵다면 오른쪽에서 왼쪽으로 거꾸로 계산해 보세요.

보기

10 / (14) / 12 +6-7+14+22=49

1

23 / 19 / 24 +9-4+16+38=83

2

30 / 35 / 32 -8+6-16+38=55

3

28 / 33 / 35 -7+9-13+26=50

4

28 / 21 / 25 +15+36+8-14=73

5

35 / 33 / 31 +18+24+9-17=69

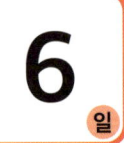

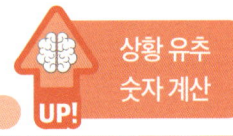

2개월

2주

6 일

저울 추측하기

월 일

정답 ▸ p.122

UP! 상황 유추 숫자 계산

저울에 A~D까지 4종의 저울추가 놓여 있습니다. 오른쪽의 숫자들은 각 저울추의 무게 중 하나를 뜻합니다. 저울을 보고 A~D의 무게를 찾아 적어 보세요.

1

D D C
A A D
C B
16 32
48 64

A = B = C = D =

2

A A C
D C C
D B
12 24
36 48

A = B = C = D =

3

B B D
D C
B A A
14 28
42 56

A = B = C = D =

4

A D
C B B
C C D
18 36
54 72

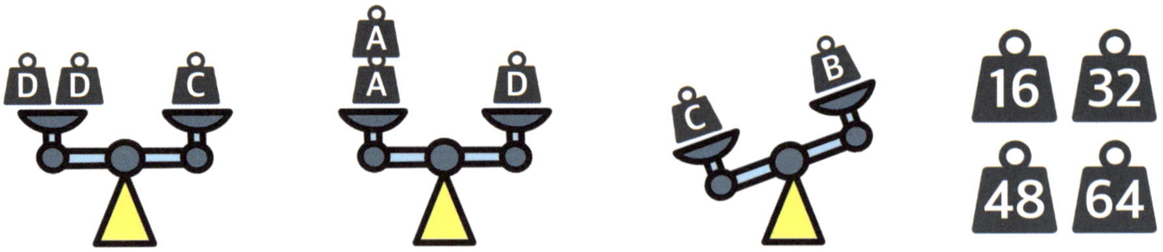

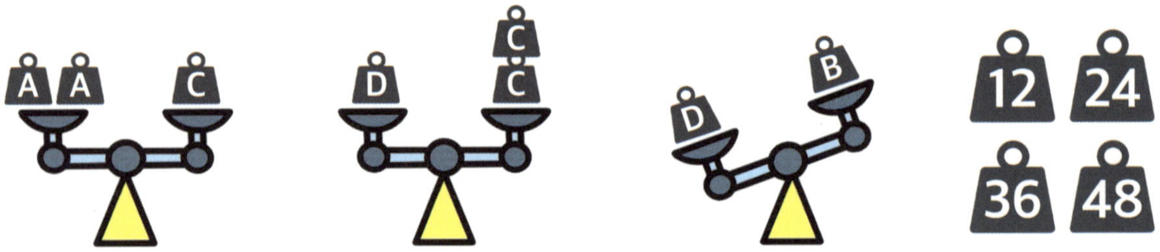

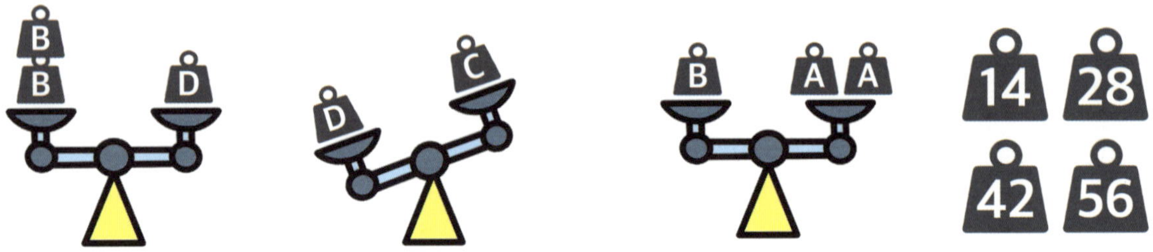

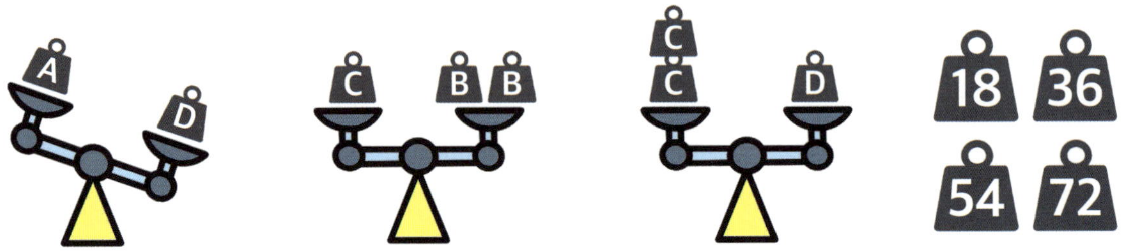

A = B = C = D =

2개월 2주 7일

모눈종이 따라 그리기

월 일

정답 ▸ p.122

UP! 주변 상황 파악 공간 지각력

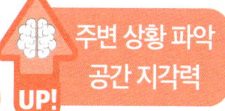

다음 그림을 보고 아래 모눈종이에 똑같이 그려 보세요.

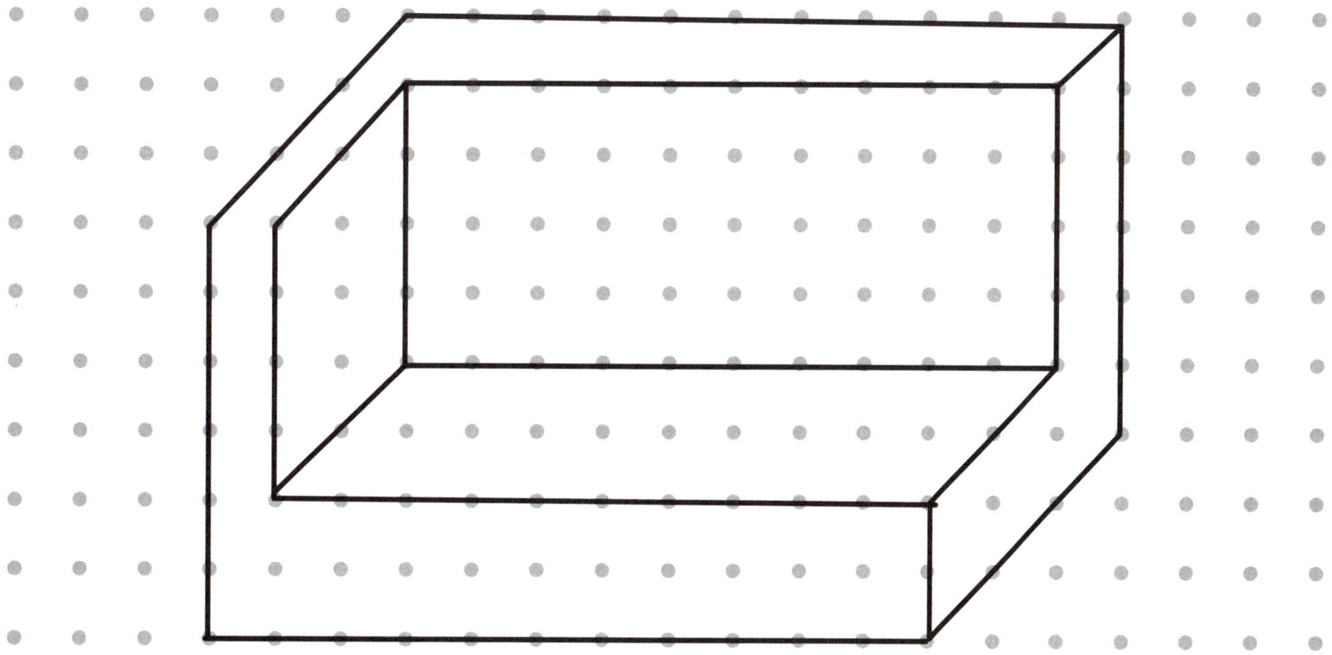

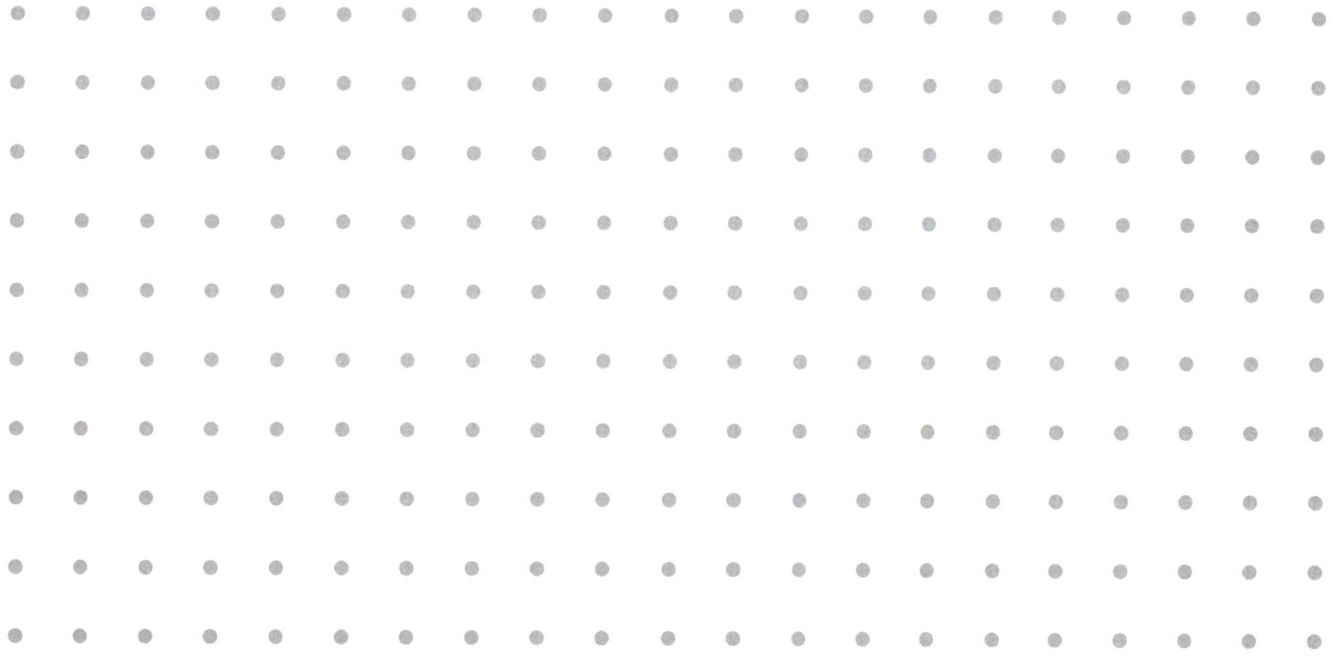

1일 키오스크 계산하기

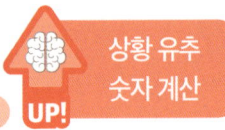

할머니가 영화관에 왔습니다. 키오스크에 적힌 가격을 확인하고 할머니의 주문 내역 속 금액을 적어 보세요.

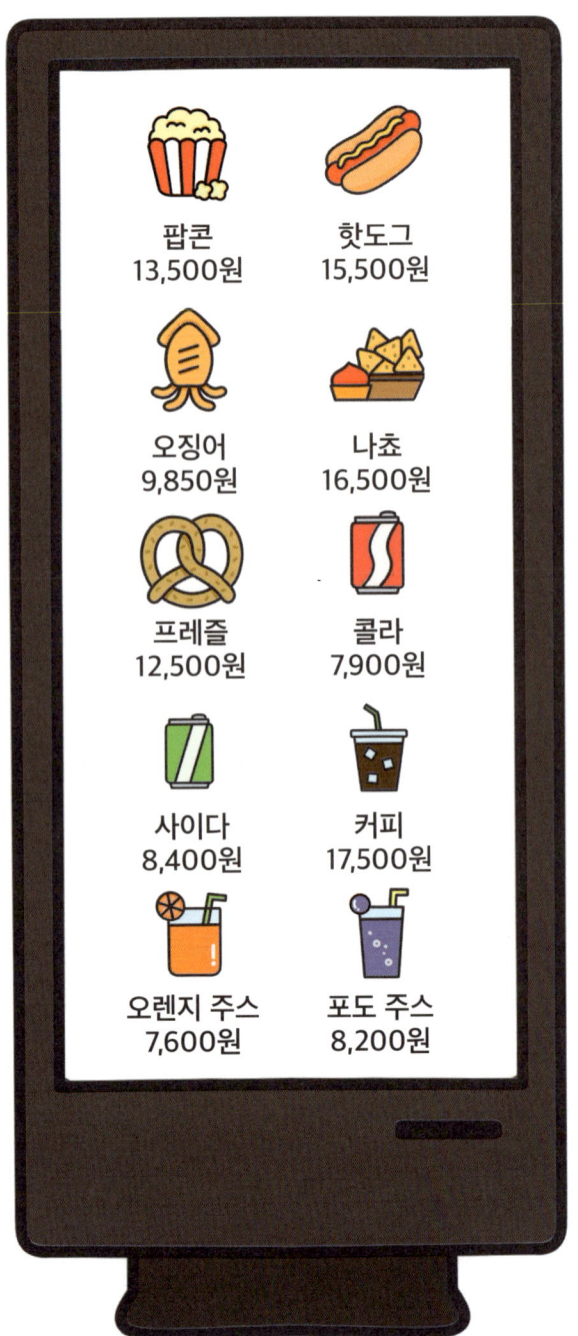

할머니의 주문 내역

커피 3개	원
오렌지 주스 4개	원
포도 주스 2개	원
팝콘 4개	원
프레즐 2개	원

총 금액 : 원

가려진 사자성어 맞추기

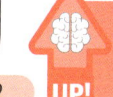

가려진 글자를 자세히 보면 사자성어입니다. 가려진 글자와 의미를 보고 사자성어를 적어 보세요. 글자의 순서가 바뀐 사자성어도 있으니 자세히 살펴보세요.

1 여러 사람이 비참한 지경에 처하여 그 고통을 헤어나려고 비명과 몸부림침을 의미

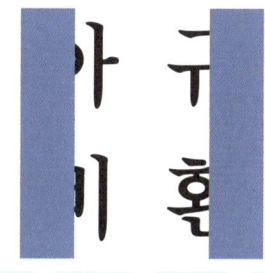

2 사람을 맞이할 때 진심으로 성의를 다하거나 인재를 맞이하고자 할 때 여러번 찾아가서 예를 다하고자 하는 의미

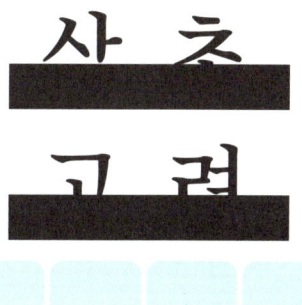

3 비단에 수를 놓은 것처럼 아름다운 산과 강이라는 의미

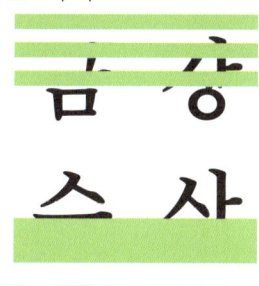

4 가난을 이겨내며 반딧불과 눈빛으로 글을 읽어가며 고생 속에서 공부하며 이룬 공을 의미

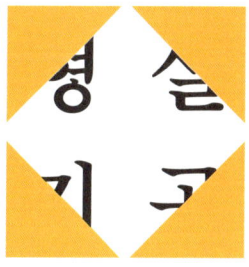

5 달면 삼키고 쓰면 뱉는다는 의미

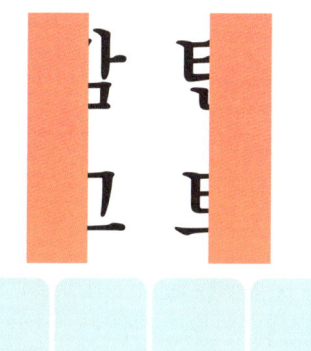

6 이치에 맞지 않는 말을 끌어다가 자기에게 유리하게 꿰어 맞춘다는 의미

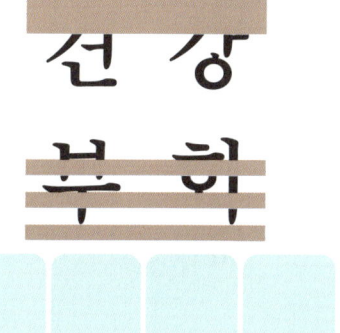

10자리 수 계산하기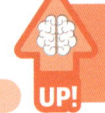

2개월 3주 3일

각 칸에는 1~10까지의 숫자 중 없는 숫자가 있습니다. 그 숫자를 찾아 계산해 보세요. 숫자가 한글로 변형돼 있으니 주의해서 문제를 풀어 보세요.

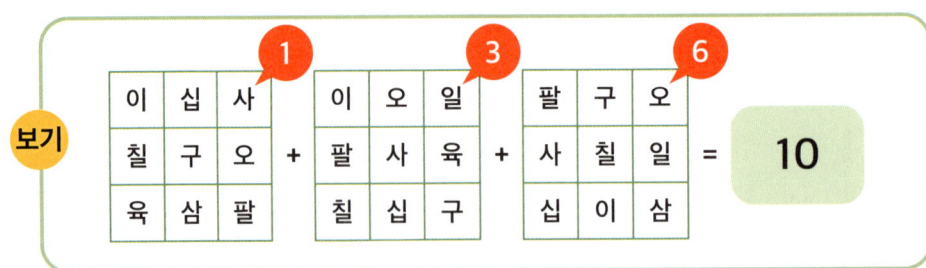

1)

십	이	오
삼	육	칠
구	일	팔

+

삼	팔	육
오	이	구
사	십	일

+

칠	오	일
이	육	십
팔	사	삼

=

2)

일	오	사
구	삼	칠
이	십	육

+

육	칠	이
구	일	오
십	팔	삼

−

팔	이	칠
일	십	사
구	삼	오

=

3)

이	팔	사
칠	일	십
삼	구	오

−

육	팔	일
이	오	칠
십	사	구

−

육	구	삼
팔	이	오
칠	십	사

=

4)

오	삼	일
이	팔	구
십	사	칠

×

일	팔	사
육	삼	십
구	이	오

−

십	삼	이
일	사	칠
구	오	팔

=

4일 숨은 숫자 찾기

월 일 ········· 정답 ▶ p.125

<번호> 안의 숫자를 찾아서 동그라미 하세요. <보기>처럼 가로 세로로는 찾을 수 있지만 대각선은 해당하지 않습니다.

보기

3	2	1
3	3	2
1	6	3

번호: ~~1567~~   475   2584   2358   487   6135   875

1	5	6	7	0	0	6	1	3	5
2	0	8	4	4	3	6	0	2	0
8	4	0	5	5	0	6	0	2	3
6	8	6	6	0	4	7	5	0	2
6	7	9	6	9	0	9	6	6	0
9	0	6	4	4	6	0	2	9	2
3	0	2	5	8	4	0	2	5	3
3	2	9	2	0	2	3	3	6	5
6	6	0	8	7	5	0	6	3	8
4	4	5	1	0	1	3	9	2	0

5일 모두 몇 개일까?

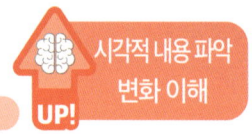

여러 가지 과일과 분식 등이 있습니다. 아래 문제를 보고 정답을 적어 보세요.

1

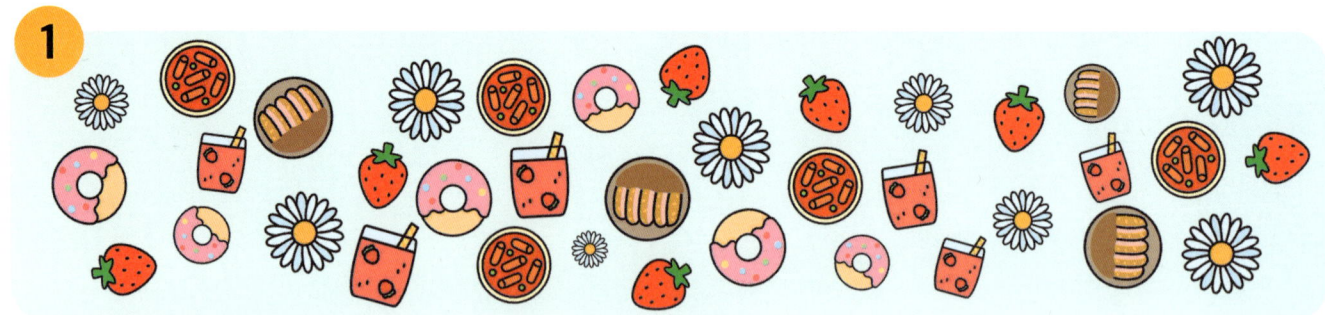

딸기와 떡볶이를 합한 수에서 돈가스를 뺀 수를 써 보세요.

2

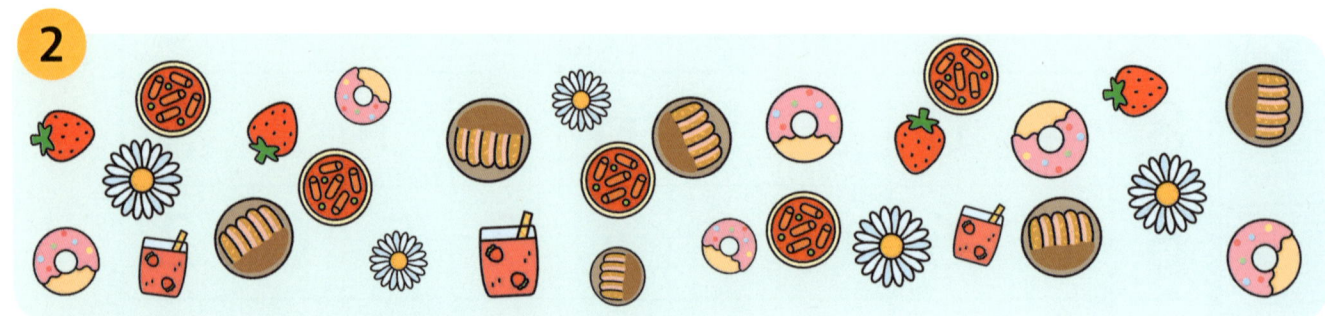

데이지와 도넛을 곱한 수에서 딸기를 더한 수를 써 보세요.

3

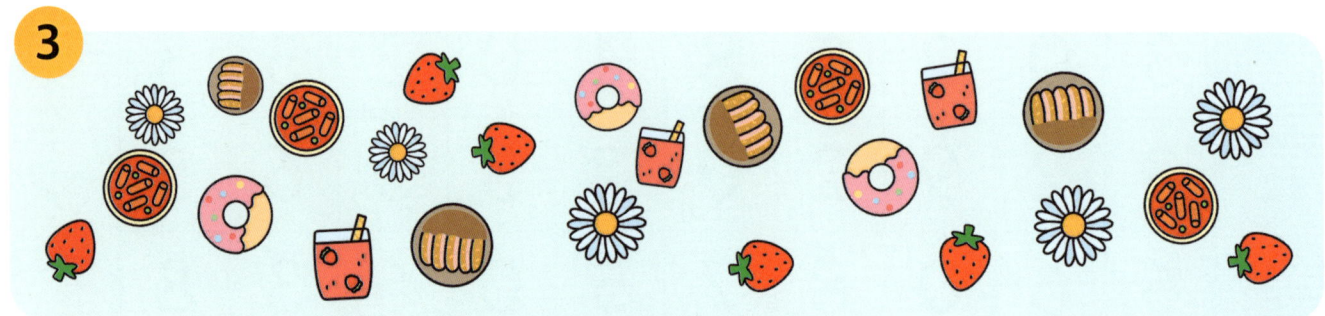

도넛과 돈가스를 곱한 수에서 딸기스무디를 뺀 수를 써 보세요.

2개월
3주

6 일

짝 찾아서 잇기

월 일

정답 ▸ p.125

주변 상황 파악 공간 지각력 UP!

같은 글자끼리 선으로 이어 보세요. 단, 한 번 지나간 곳을 다시 지나가거나, 선끼리 교차해서는 안 됩니다.

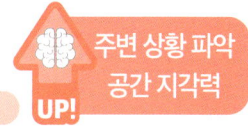

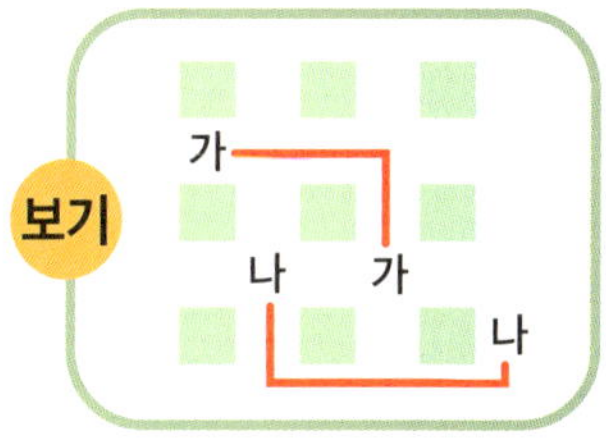

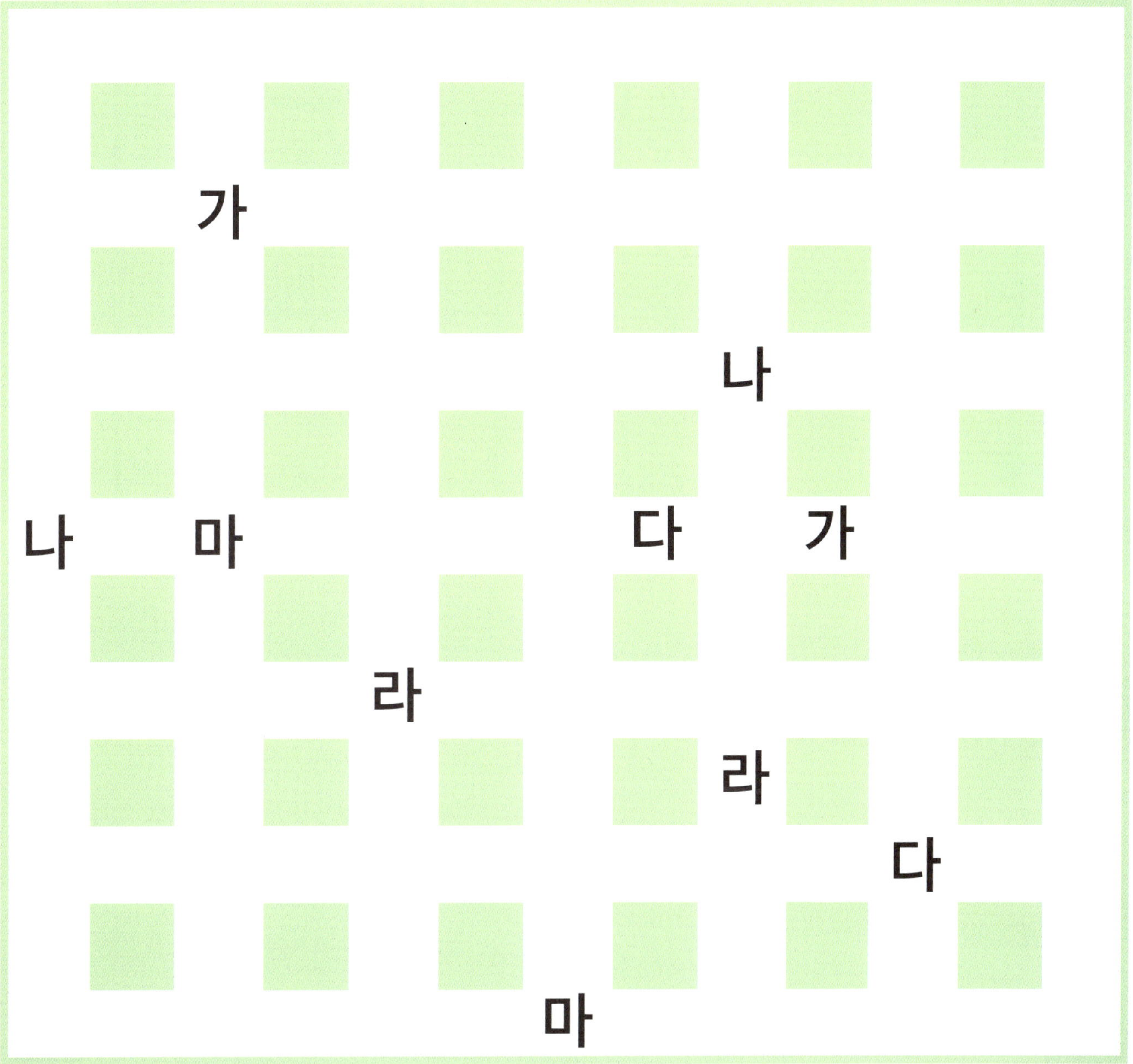

7일 물건 찾기

각 물건의 위치를 4분 안에 외워 봅시다. 4분이 되면 손으로 그림을 덮고 아래 물음에 답해 보세요. 모든 물음에 답을 한 후 올바르게 적혀 있는지 확인해 보세요.

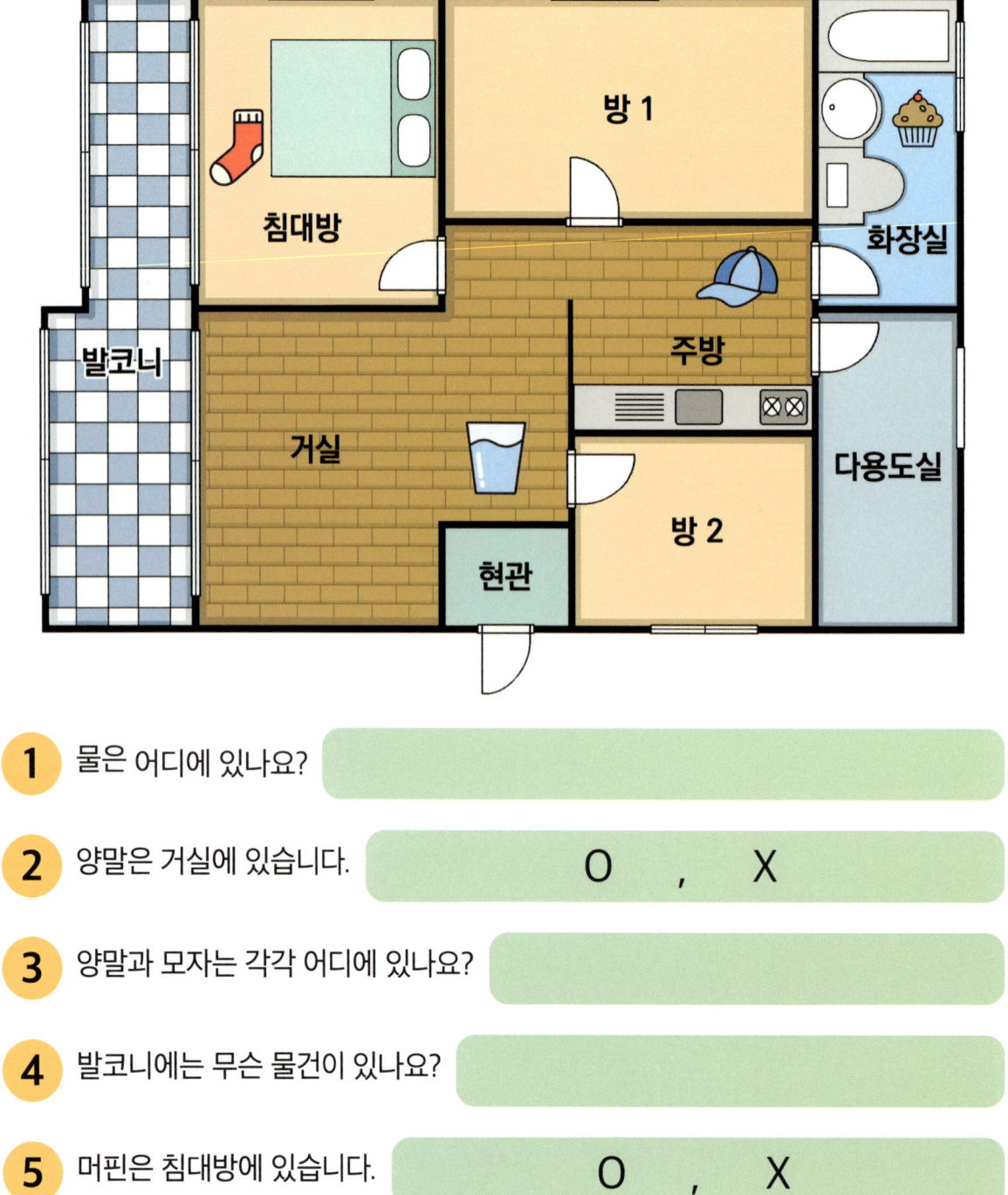

1. 물은 어디에 있나요?

2. 양말은 거실에 있습니다.   O , X

3. 양말과 모자는 각각 어디에 있나요?

4. 발코니에는 무슨 물건이 있나요?

5. 머핀은 침대방에 있습니다.   O , X

가장 무거운 순서 찾기

다음 저울의 기울어짐을 보고 무거운 순으로 나열해 보세요.

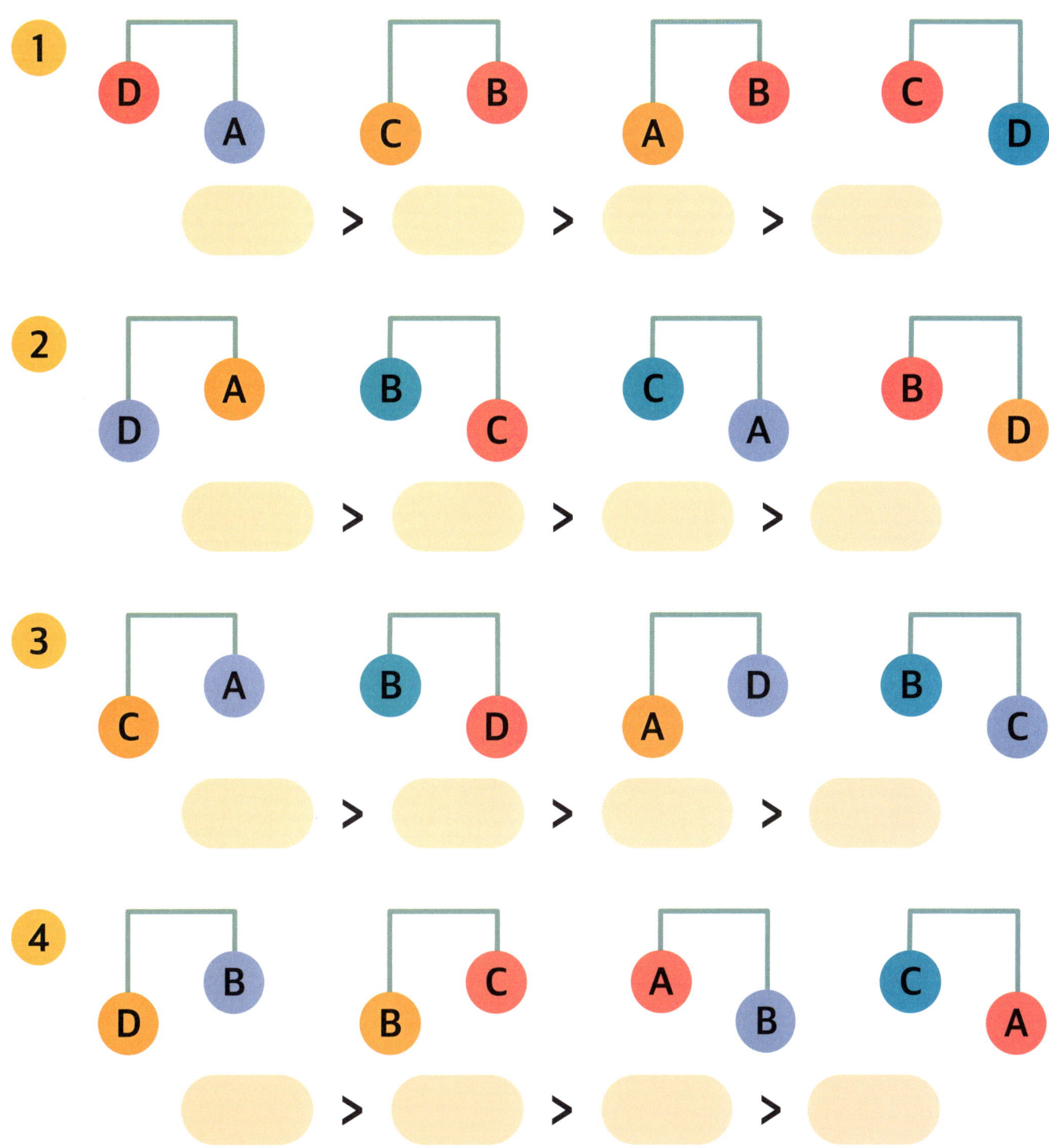

2일 사진 틀린 그림 찾기

위아래 사진에는 다른 부분이 8곳 있습니다. 다른 부분을 찾아서 동그라미 하세요.

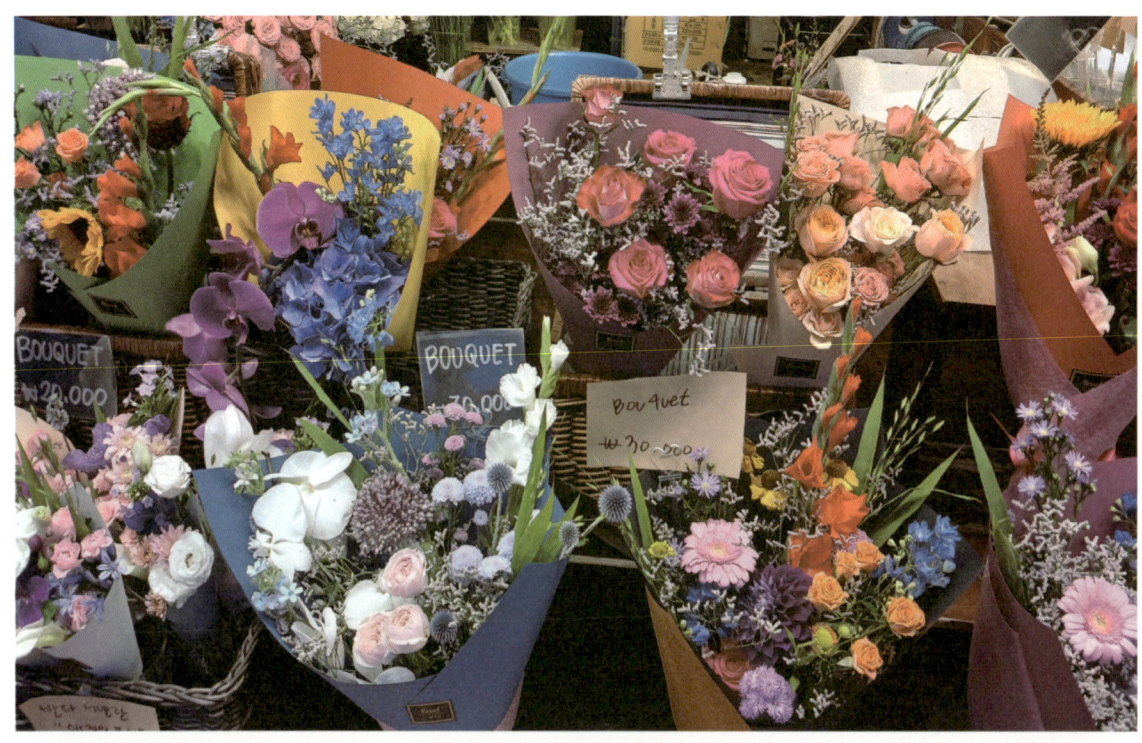

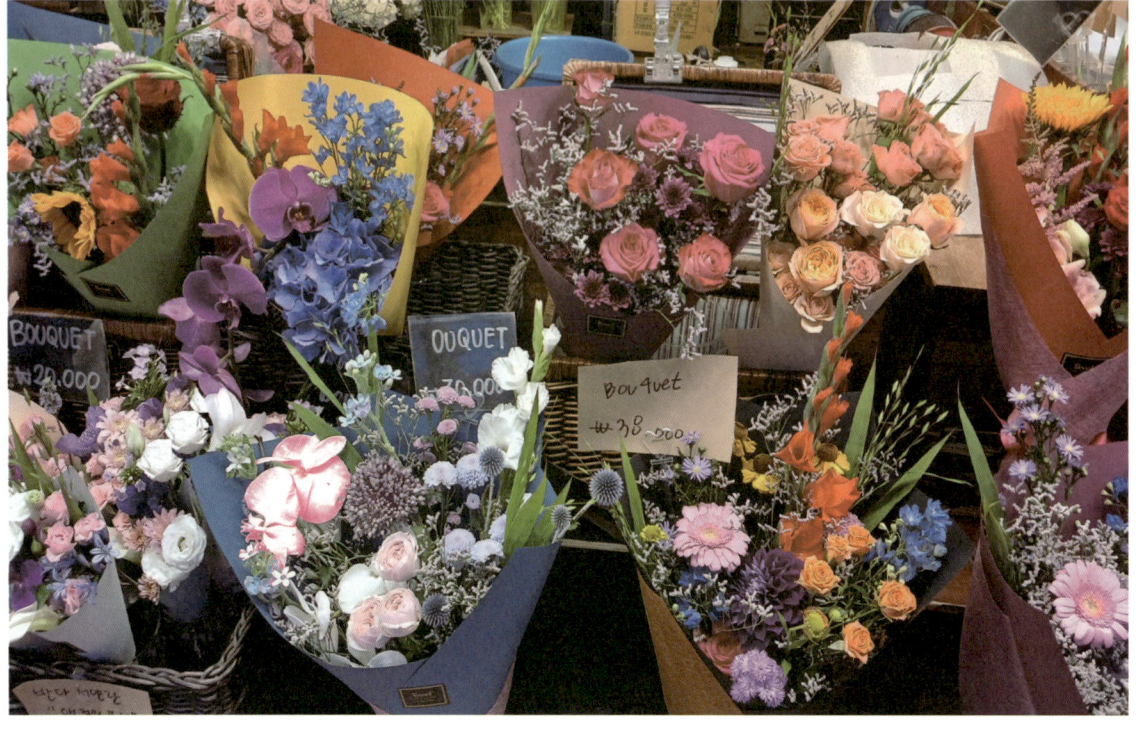

3일 같은 조합 찾기

<보기> 그림과 같은 아이콘을 가진 것이 무엇인지 찾아서 동그라미 하세요.

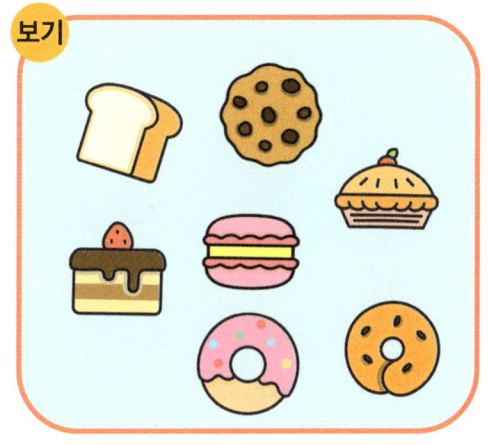

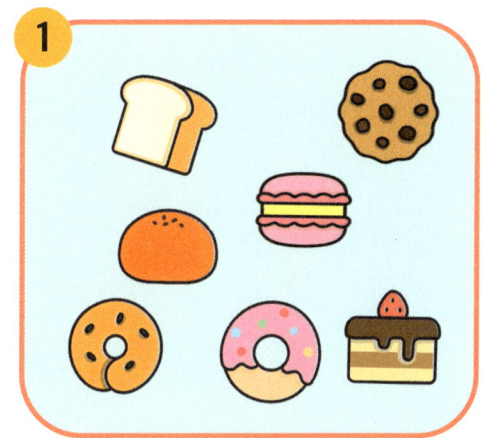

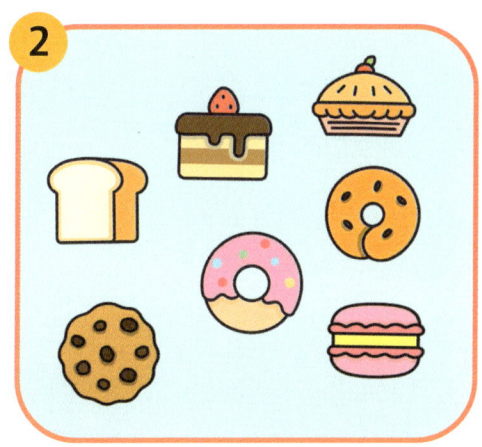

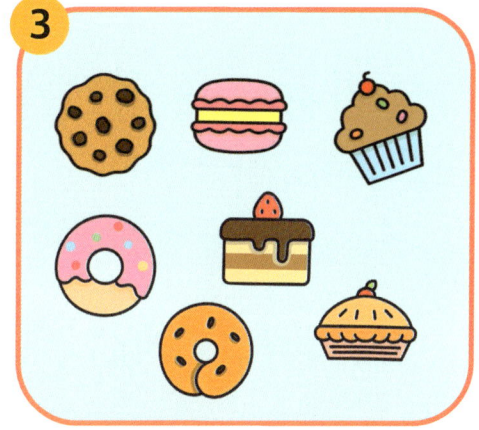

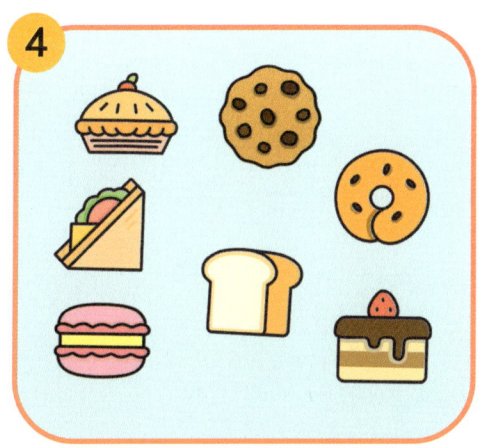

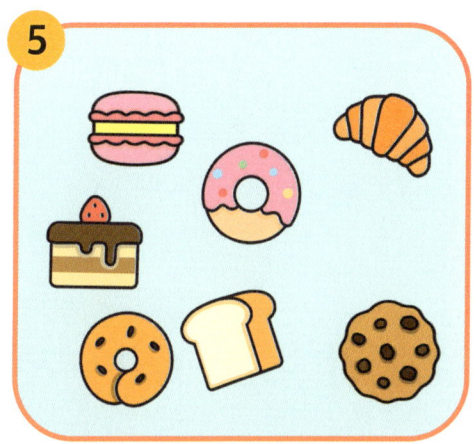

4일 시간 계산하기

다음 문제는 시간 문제입니다. 몇 시간 몇 분인지 답을 적어 보세요.

1. 8시간 36분 + 2시간 17분 =   시간   분

2. 2시간 6분 + 6시간 27분 =   시간   분

3. 10시간 46분 - 8시간 37분 =   시간   분

4. 11시간 58분 - 6시간 25분 =   시간   분

5. 2시간 8분 + 10시간 32분 =   시간   분

6. 12시간 38분 - 6시간 7분 =   시간   분

5 일 세로 틀린 그림 찾기

월 일

정답 ▸ p.125

UP! 주의집중 시각적 내용 파악

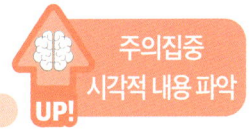

오른쪽과 왼쪽 그림에는 다른 부분이 8곳 있습니다. 다른 부분을 찾아서 동그라미 하세요.

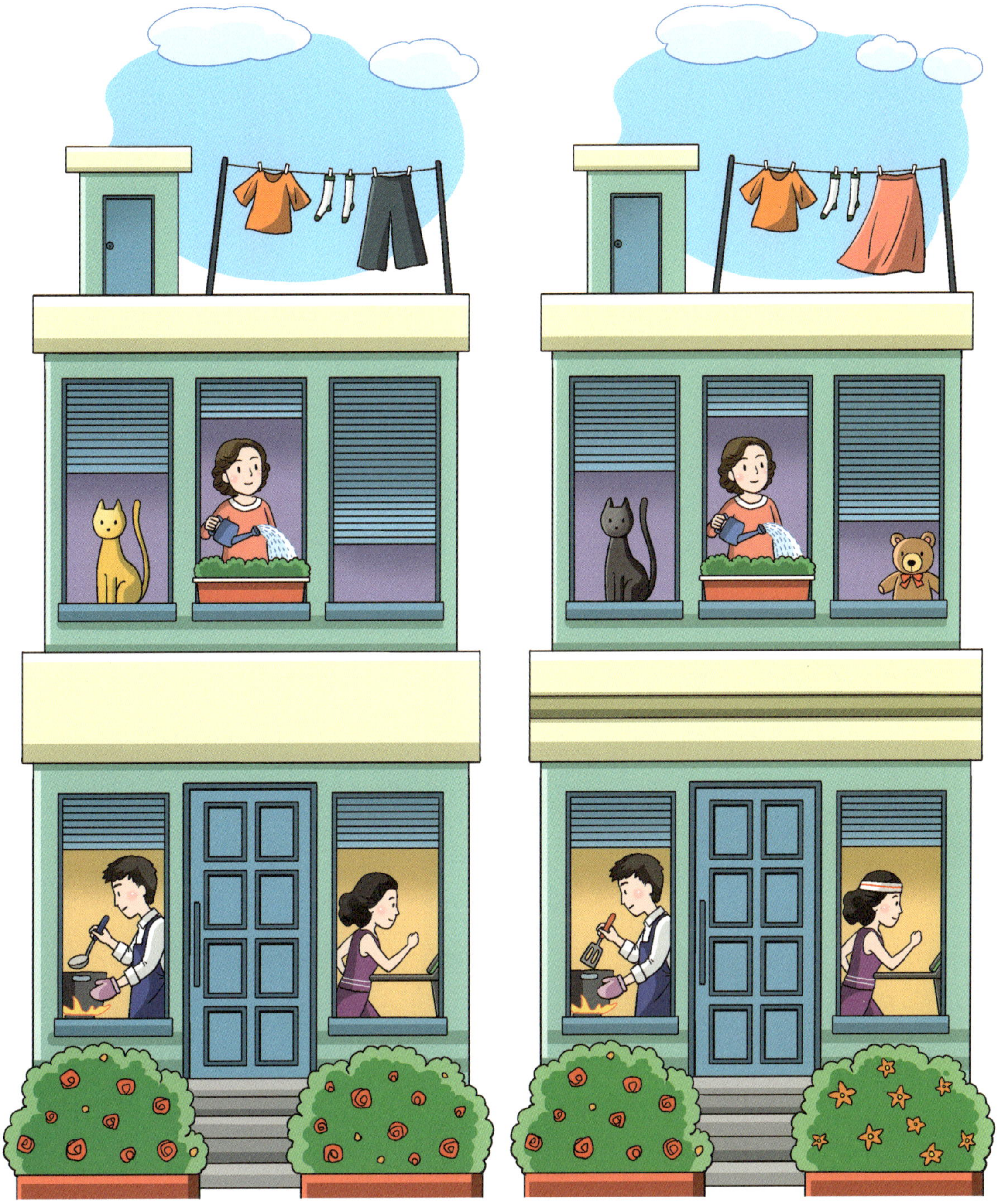

6일 달력 보기

박유리 씨의 달력에는 여러 일정이 적혀 있습니다. 일정을 확인하고 다음 물음에 답해 보세요.

10월

일	월	화	수	목	금	토
1 건강 검진 행복 병원	2	3	4 등산 동호회 14:25	5	6	7
8 농구 경기 16:10 행복 경기장	9	10 시장 가는 날 음악 연주회	11 음악 연주회	12	13 남편 생일	14 아들 생일 마트 장보기
15	16 (오늘)	17	18	19 제주도 출장	20 제주도 출장	21 제주도 출장
22	23	24 ♥ 결혼 기념일	25	26	27 결혼 기념일	28
29	30 가족 모임 행복 레스토랑					

1. 오늘은 16일 월요일입니다. 지난주 수요일에는 무슨 일정이 있었나요?

2. 가족 모임은 언제인가요? 그리고 가족 모임은 어디서 하나요?

3. 아들의 생일은 언제였고, 오늘부터 8일 뒤는 무슨 요일인지 써 보세요.

4. 마트 장보기가 있는 날에 있는 다른 일정이 무엇인지 써 보세요.

5. 출장을 가기 전날 짐을 쌀 예정이라면, 짐을 싸는 날은 언제인가요?

7일 가로 세로 계산하기

주의집중 계산력 UP!

정답 ▶ p.125

가로와 세로를 곱해서 나온 답을 빈칸에 적어 보세요. 계산은 가로행과 세로행을 곱해서 하세요.

X	5	6	7	8	9	10	11	12
5	25 (5X5)	30 (6X5)						
6								
7								
8								
9								
10								
11								
12								

좋은 글 필사하기

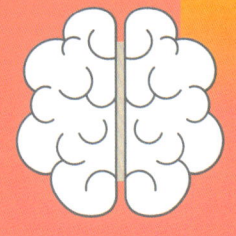

[읽기] 아래 문장을 천천히 읽어 봅시다.

중요한 말일수록 삼가라.
말을 많이 하는 것을 스스로 경계하라.
말이 많은 것은 모두 사람이 꺼리는 것이다.
진실로 중요한 말을 삼가지 않으면
재화와 재액이 이로부터 시작되는 것이다.
옳고 그르고 헐뜯고 기리는 동안에
마침내 몸을 욕이 되게 만드는 것이다.

[쓰기] 다음 글자 위에 펜으로 따라 써 봅시다.

중요한 말일수록 삼가라.
말을 많이 하는 것을 스스로 경계하라.
말이 많은 것은 모두 사람이 꺼리는 것이다.
진실로 중요한 말을 삼가지 않으면
재화와 재액이 이로부터 시작되는 것이다.
옳고 그르고 헐뜯고 기리는 동안에
마침내 몸을 욕이 되게 만드는 것이다.

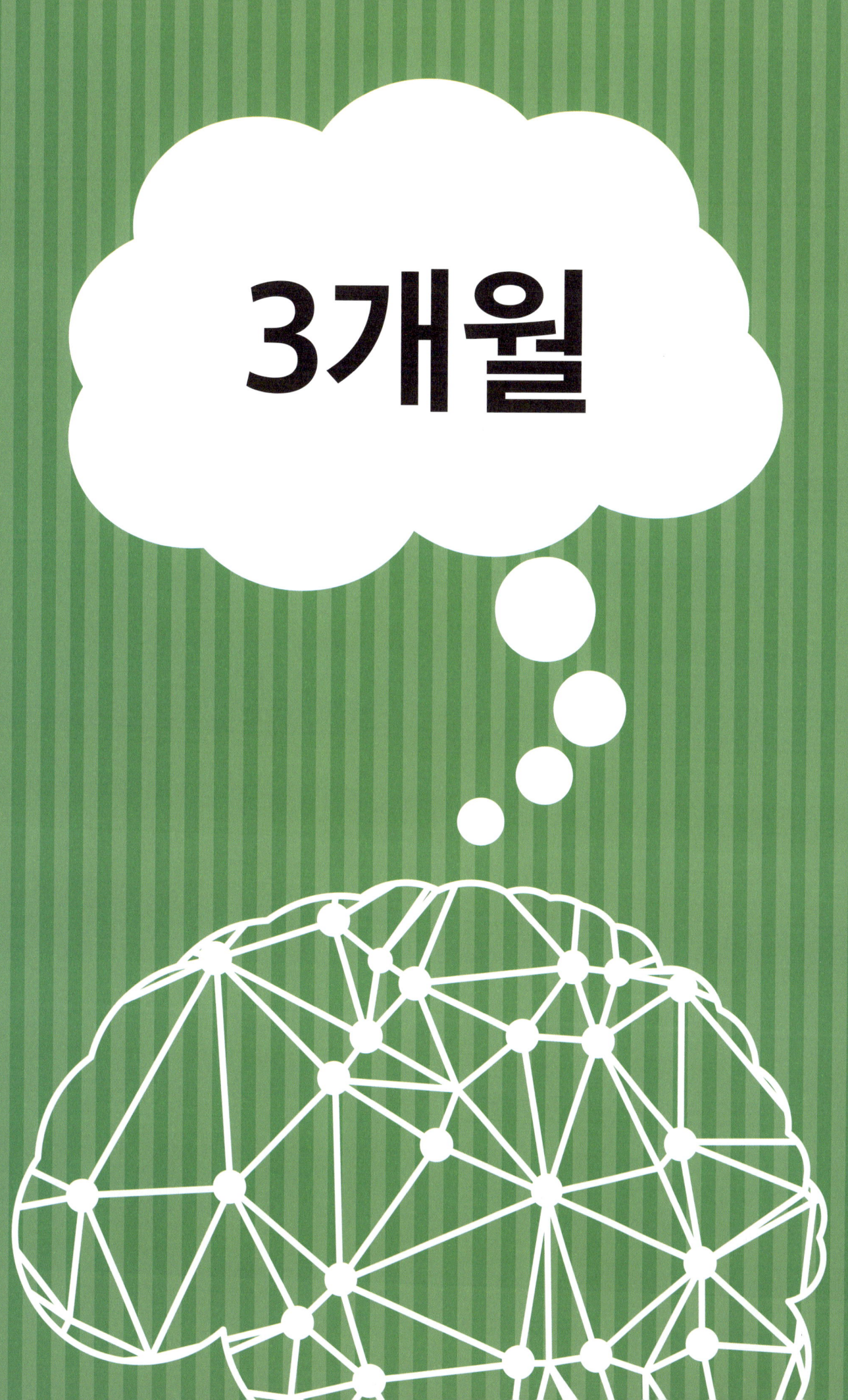

2개의 저금통 계산하기

지후와 향기가 콘서트에 가기 위해 저금통을 열었습니다. 화폐의 앞면과 뒷면을 자세히 살펴보고 아래의 질문에 답해 보세요.

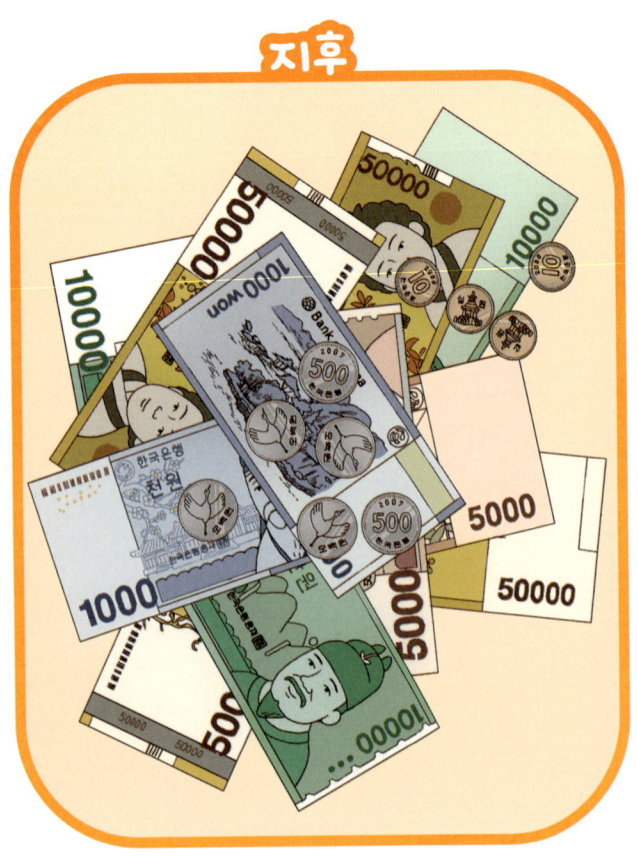
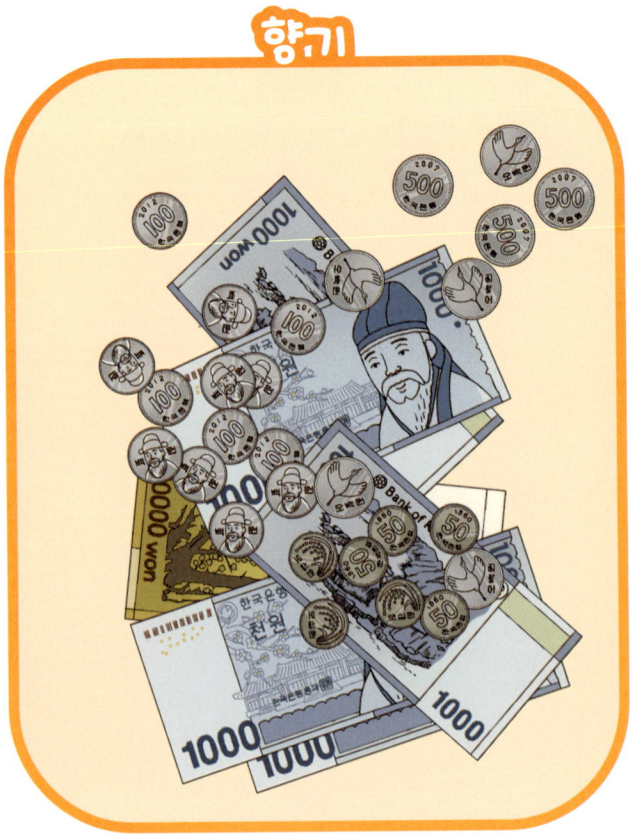

1 지후와 향기의 저금통에 들어 있는 금액은 각각 얼마인가요?

지후: 원   향기: 원

2 지후와 향기의 저금통을 합친 금액을 적어 보세요.   원

| 3개월 | **2**일 | ## 글자 퍼즐 |
| 1주 | | 월   일   정답 ▶ p.123 |

언어 및 시각 이해와 결합 UP!

흩어진 퍼즐 조각들을 번호 순서에 따라 정렬하면 하나의 글자가 나타납니다. 어떤 글자인지 정답을 적어 보세요.

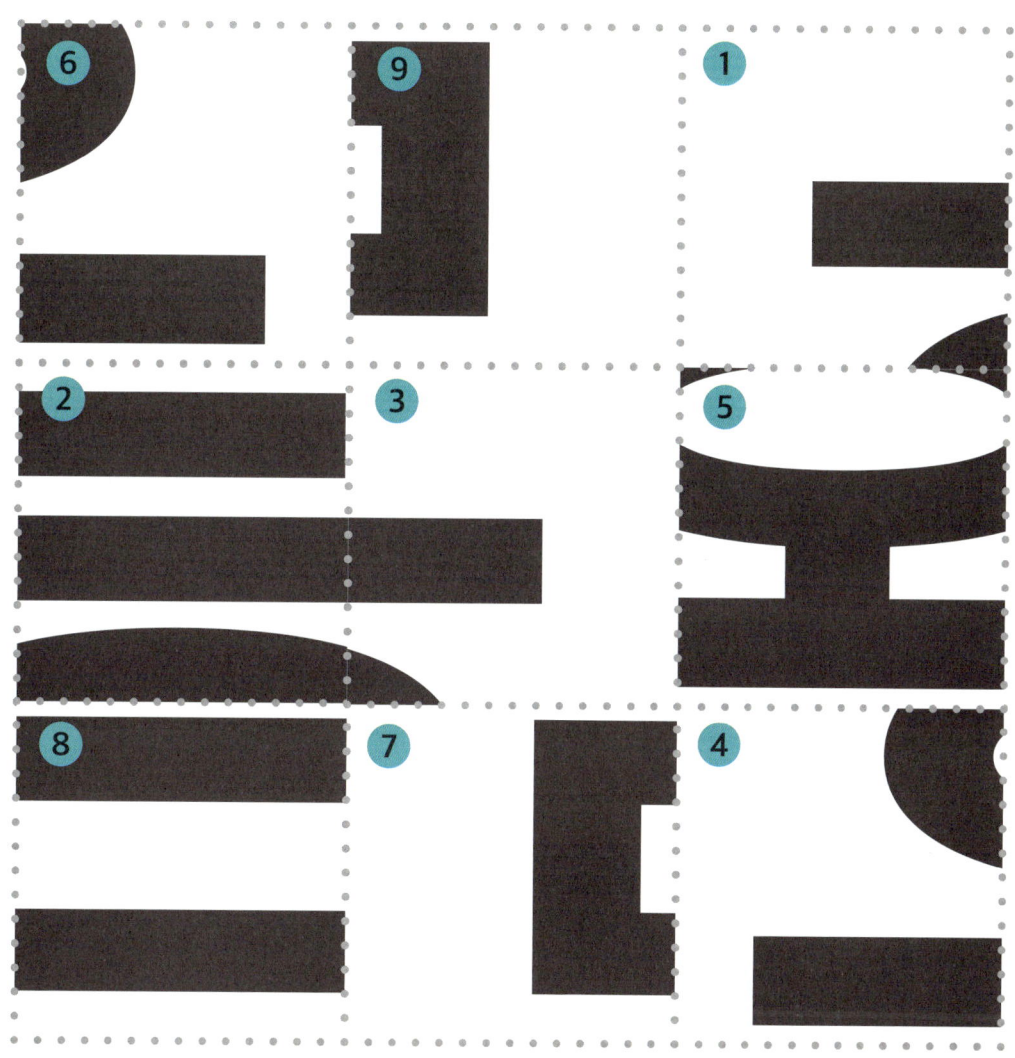

정답 :

3개월 1주차 87

3개월 1주

3일 벽돌 쌓기

월 일

정답 ▸ p.125

주의집중 계산력 UP!

왼쪽과 오른쪽의 숫자 합이 바로 위 블록의 숫자입니다. 빈칸에 들어갈 숫자를 적어 보세요.

보기

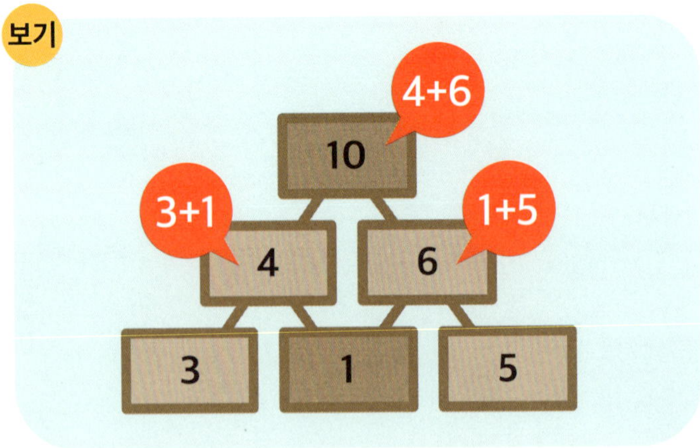

1

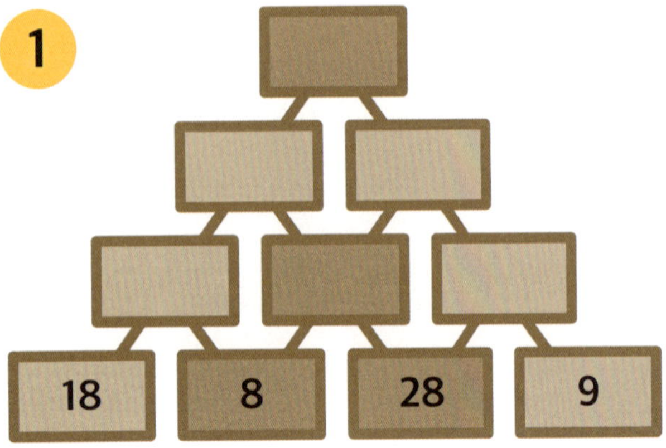

2

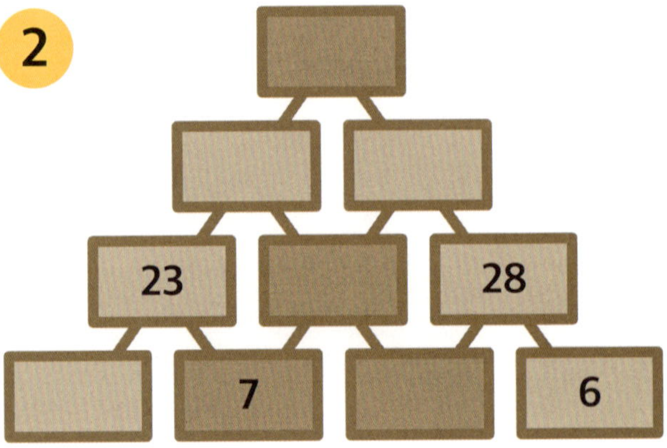

3

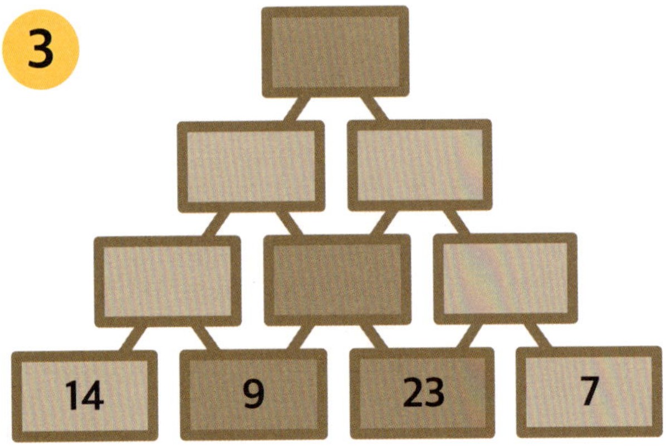

4

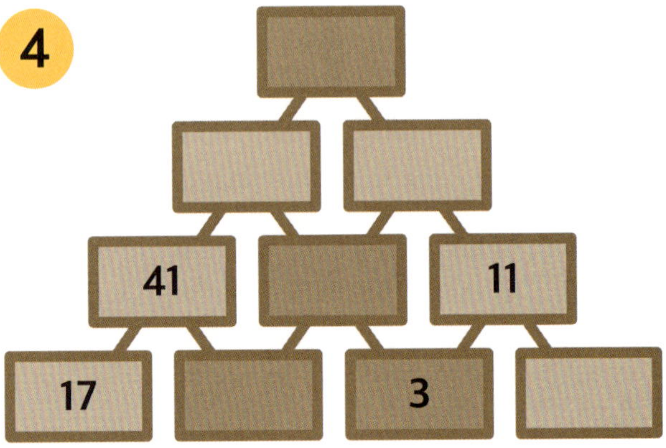

3개월

1주

4 일

좌우 대칭 그림 찾기

월 일

정답 ▸ p.123

UP! 주의집중 시각적 내용 파악

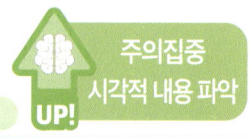

흰 부분에 들어갈 알맞은 조각 그림을 찾아 동그라미 하세요. 찾는 것이 어렵다면 거울을 생각해 보세요.

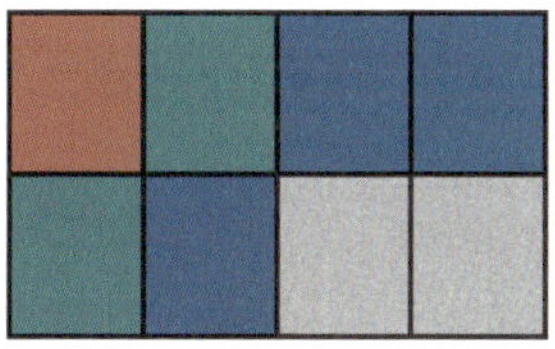

1

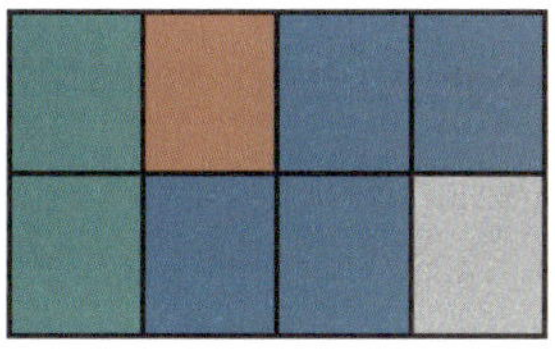

2

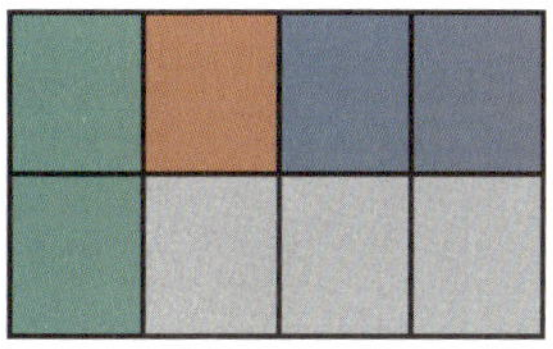

3

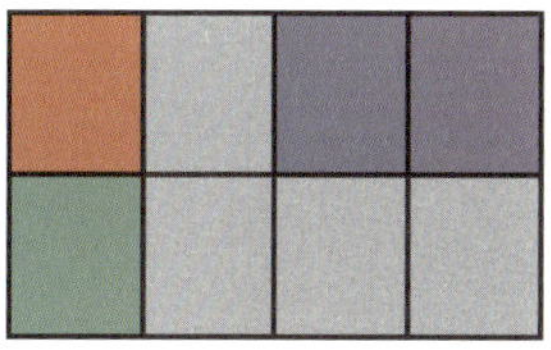

4

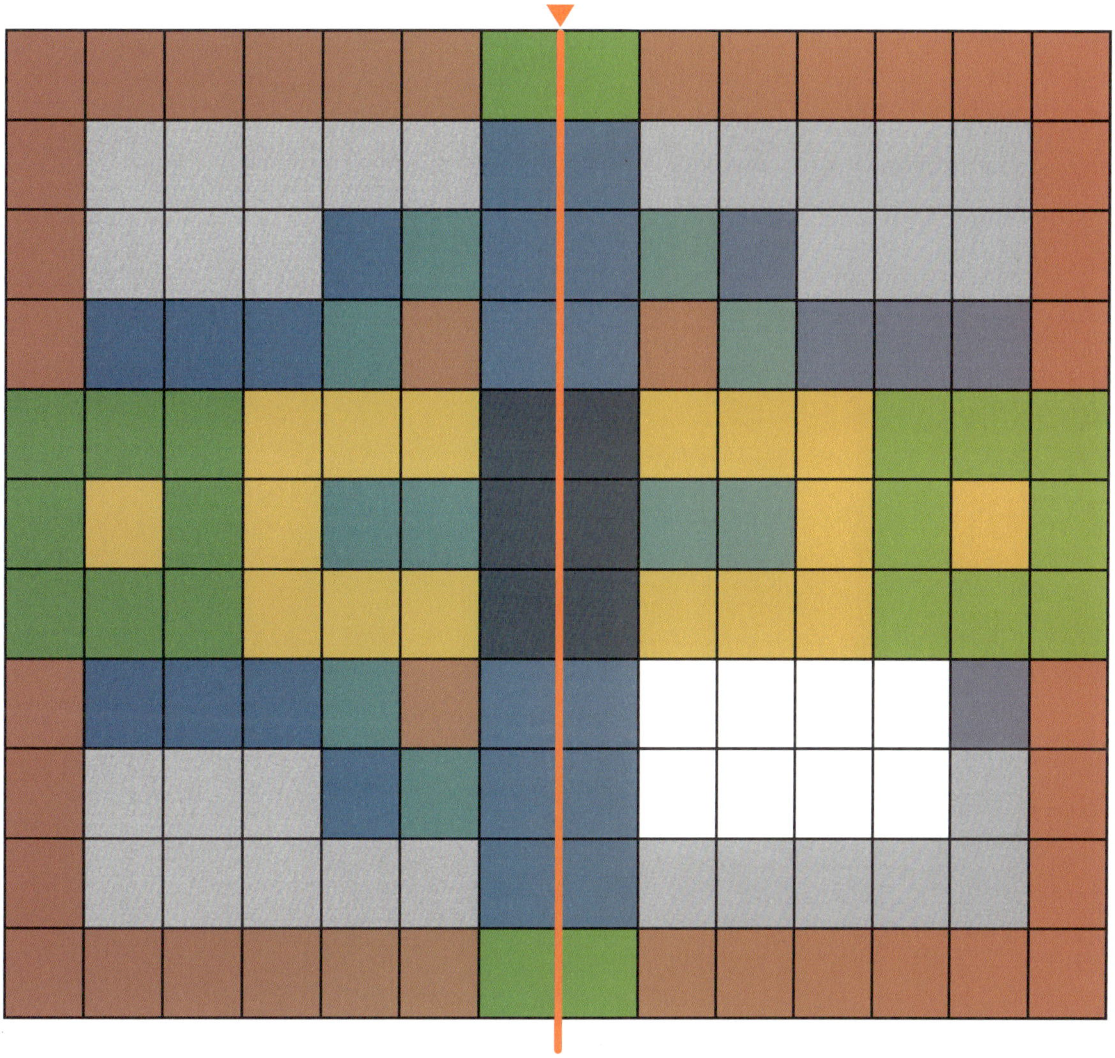

5일 단어 찾기

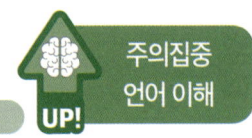

<보기>에서 주어진 글자를 찾아보세요. 몇 개나 찾을 수 있나요? 가로, 세로, 대각선으로 찾을 수 있습니다.

보기 백일홍, 기차, 나비, 강아지, 나무, 포도, 케이크, 빙수, 냉면, 선풍기

백	잠	풍	치	나	면	기	치	빙	수
치	일	지	지	무	치	만	강	방	치
빙	강	홍	강	호	냉	기	가	진	무
호	이	강	빙	빙	면	우	차	친	치
케	이	크	강	포	치	유	치	니	비
이	비	강	포	나	강	경	강	이	치
잠	강	호	치	치	비	호	포	지	포
장	레	치	강	순	치	랑	징	풍	도
비	몬	강	아	자	치	나	강	기	치
비	몬	이	지	렁	지	선	풍	기	치

화투 패 계산하기

월 일

정답 ▸ p.123

UP! 주의집중 계산력

화투 패에는 그림별로 숫자를 갖고 있습니다. 각 화투 패의 값이 얼마인지 알아보고 답을 적어 보세요.

보기

+

= ?
32

1. + =

2. - =

3. + =

4. - =

5. X 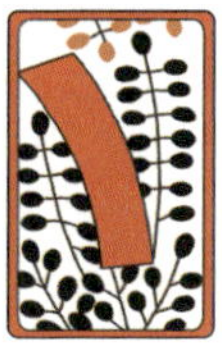 =

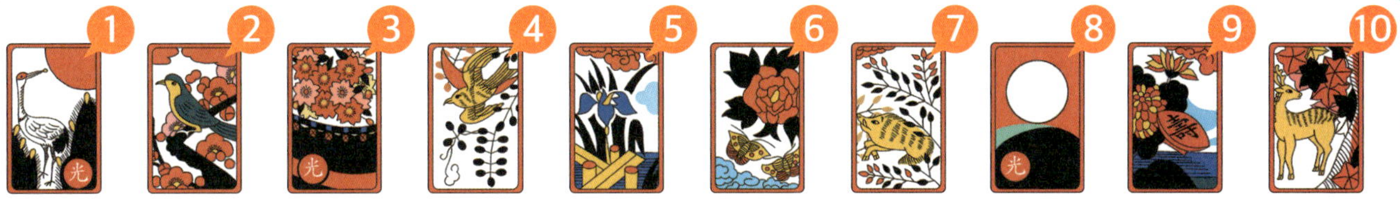

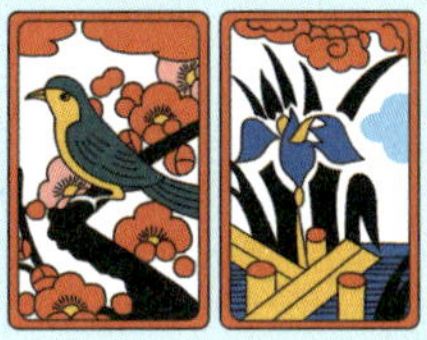

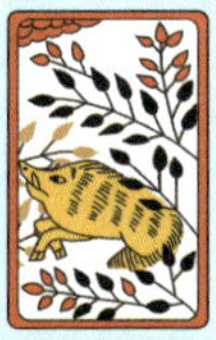

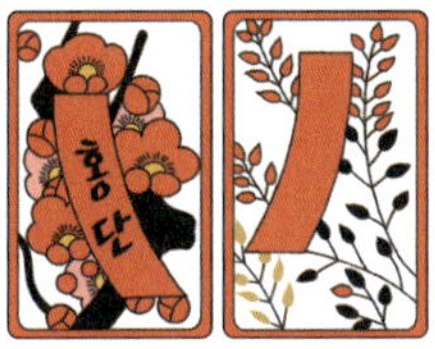

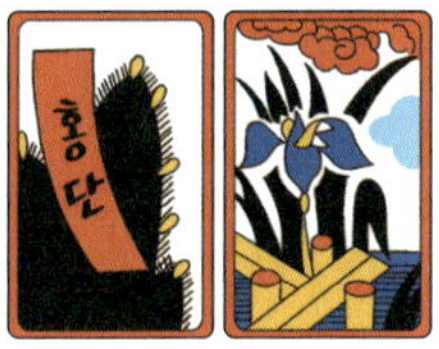

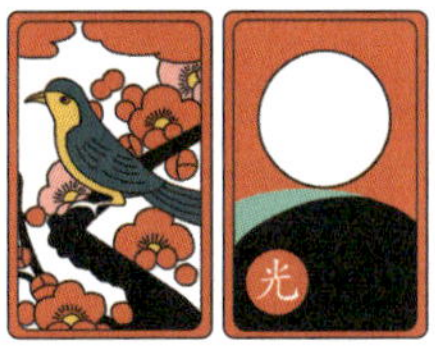

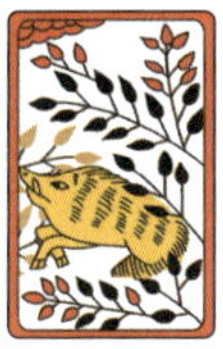

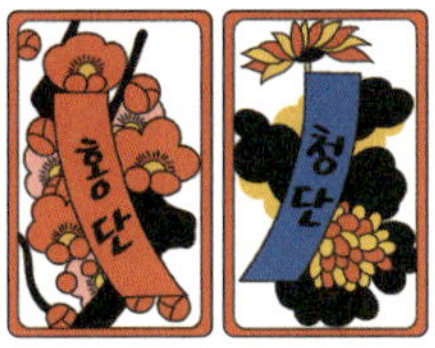

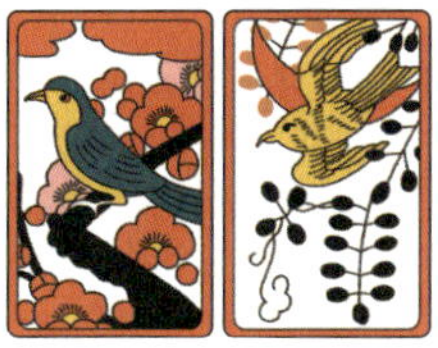

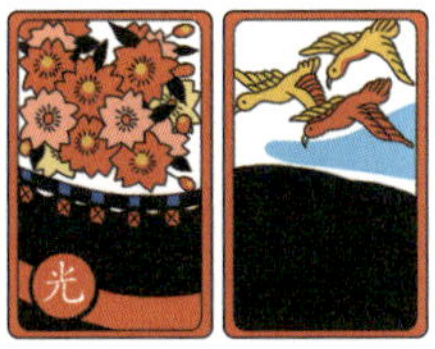

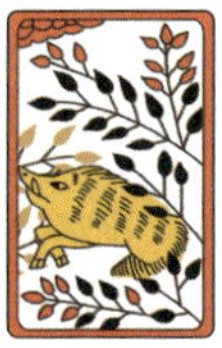

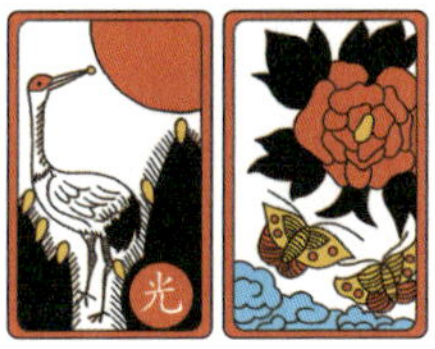

7일 미로 찾기

꼬마 토끼가 학교를 마치고 집에 돌아갈 수 있도록 도와주세요.

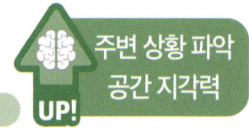

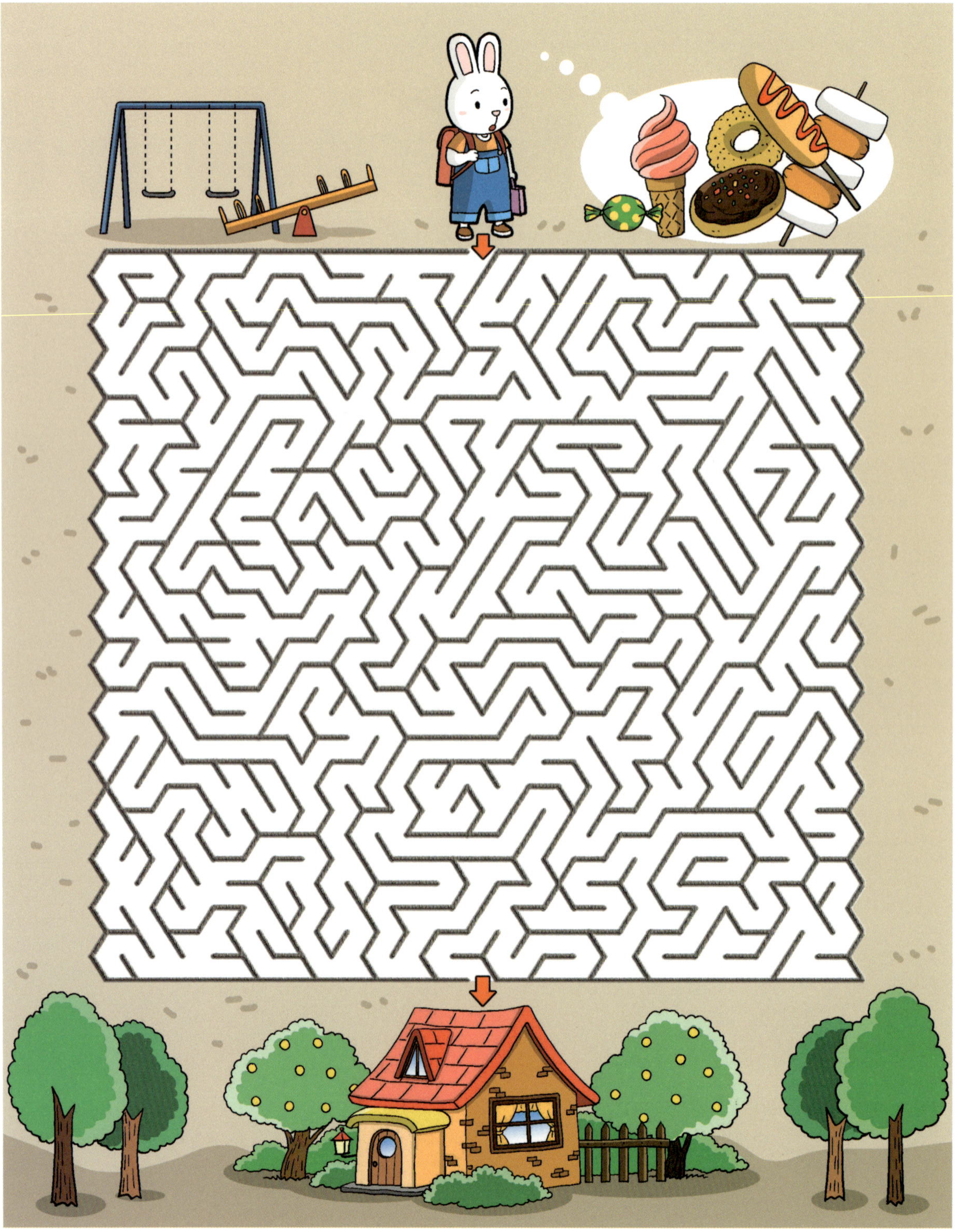

1일 색과 글자 매치

3개월 2주

글자의 색을 소리 내어 읽어 보고, 아래의 칸에 글자의 색을 적어 보세요.

주황 → 파랑	초록	초록	검정	노랑	주황
빨강	주황	파랑	검정	초록	검정
하양	검정	노랑	검정	파랑	노랑
초록	노랑	빨강	검정	파랑	초록
주황	파랑	노랑	초록	파랑	노랑
노랑	초록	빨강	파랑	빨강	하양

과일 바구니

월 일

정답 ▸ p.123

UP! 시각적 내용 파악
변화 이해

다음 바구니 안에 든 과일의 전체 금액이 얼마인지 적어 보세요.

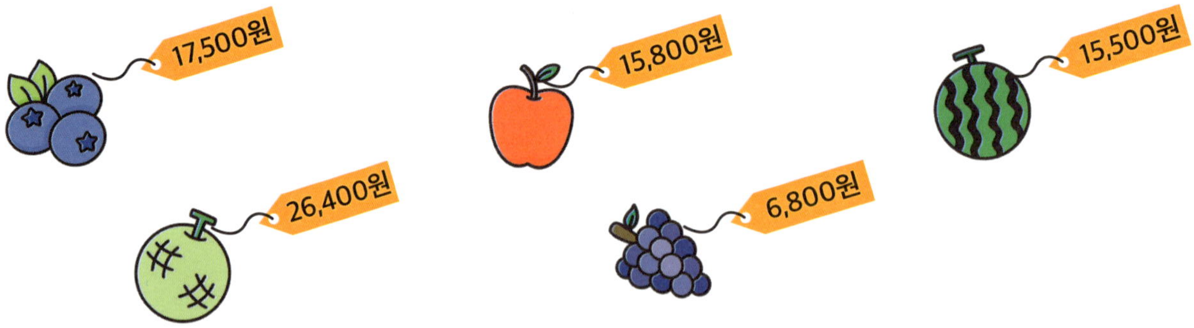

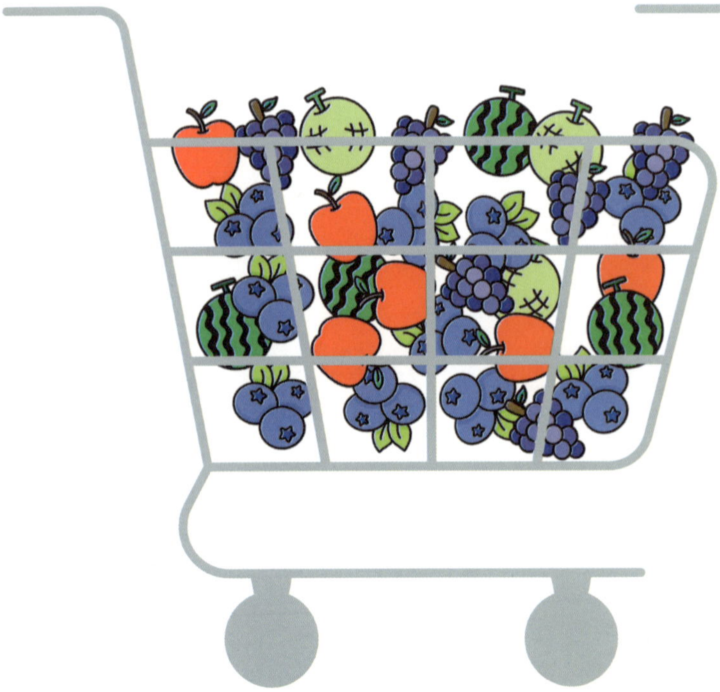

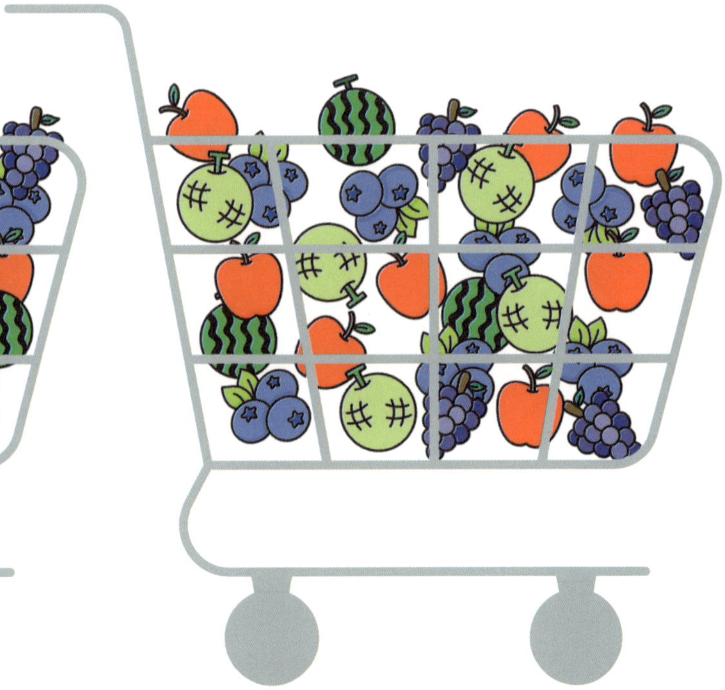

17,500원
15,800원
15,500원
26,400원
6,800원

합계 : 원

합계 : 원

3일 주사위 아랫면 계산하기

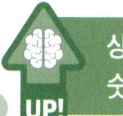

주사위를 던지면 나오는 윗면의 숫자와 아랫면의 숫자를 합치면 항상 7이 됩니다. 윗면의 숫자가 1이라면 아랫면의 숫자가 6인 거죠. 이런 식으로 주사위 아랫면을 A, B, C, D순으로 계산해 보세요.

 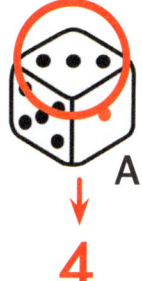 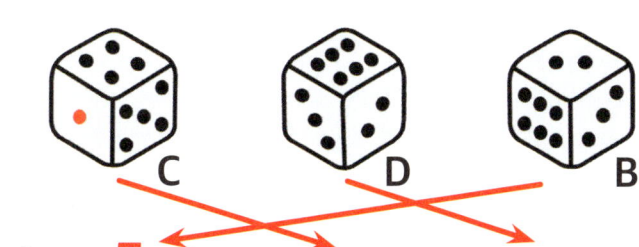

4 + 5 + ☐ + ☐ = ☐

 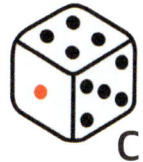 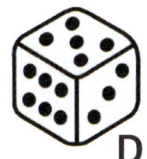 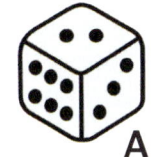 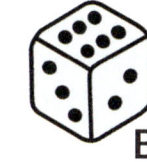

☐ − ☐ + ☐ + ☐ = ☐

 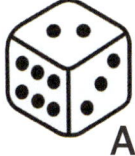 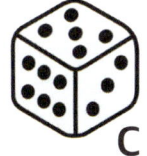 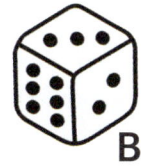 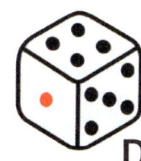

☐ × ☐ + ☐ − ☐ = ☐

 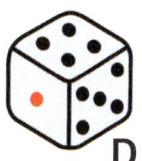 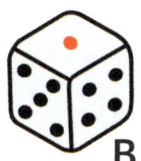 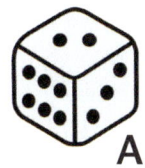 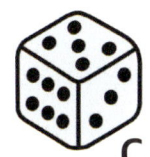

☐ × ☐ − ☐ + ☐ = ☐

4일 작물 찾기

각 밭에는 주인이 따로 있습니다. 주인들이 심어 놓은 작물들을 확인하고 다음 물음에 답해 보세요.

배추 2개	토마토 3개	배추 4개	토마토 1개	토마토 2개	파 2개
고구마 2개	고구마 4개	토마토 2개	배추 4개	토마토 5개	토마토 3개
배추 5개	고구마 1개	배추 4개	고구마 2개	배추 2개	토마토 2개
고구마 3개	고구마 4개	파 4개	토마토 3개	배추 3개	고구마 3개
토마토 5개	배추 2개	토마토 3개	파 4개	토마토 6개	파 4개
배추 4개	파 3개	배추 4개	파 4개	토마토 4개	배추 3개

■ = 김유리의 땅 / ■ = 김훈의 땅 / ■ = 강나미의 땅 / ■ = 조미나의 땅 / ■ = 김예준의 땅 / ■ = 강지연의 땅

1 가장 많은 땅을 가진 사람 순서대로 나열해 보세요.

　→　　→　　→　　→　　→

2 파를 가장 많이 갖고 있는 사람은 누구인가요?

3 ■ 땅에는 무슨 작물이 가장 많나요?

4 토마토 한 개에 500원입니다. 김유리 씨는 토마토로 얼마를 벌 수 있나요?

건물 계산하기

월 일

정답 ▸ p.123

UP! 주의집중 계산력

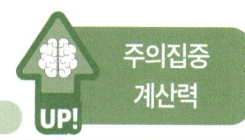

건물의 맨 위에 있는 숫자부터 1층까지 순서대로 계산해 보세요.

29
+
34
-
16
+
38
-
6
+
16

답:

17
+
26
-
14
+
7

답:

35
+
4
-
12
+
6
-
21

답:

37
-
8
+
24
-
16
+
22

답:

같은 패턴 찾기

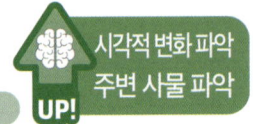

아래의 네모 칸에 여러 가지 패턴이 있습니다. <보기>와 같은 패턴을 2개 찾아서 동그라미 하세요.

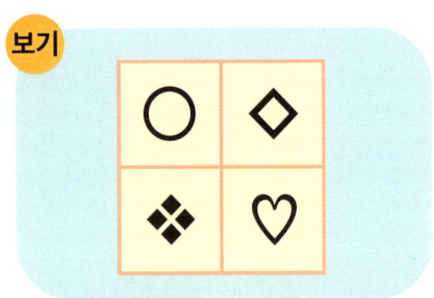

7일 기호 계산하기

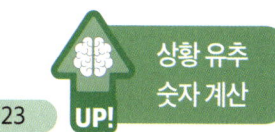

<보기>에 다양한 기호들이 있습니다. 각 기호의 개수를 세어 보고 아래의 문제를 계산해 보세요. □ 속 기호가 들어간 건 해당 기호의 개수를 의미합니다.

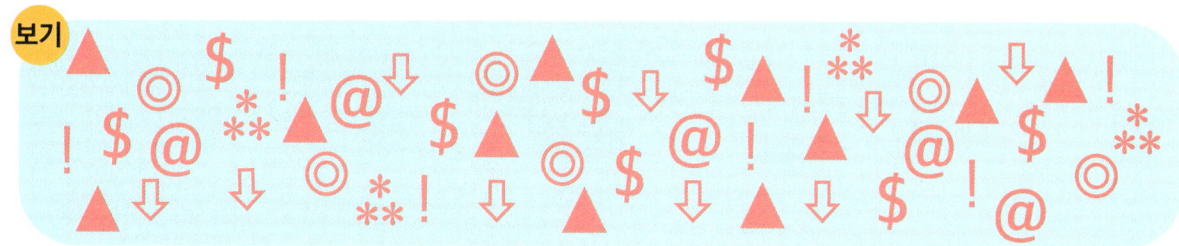

1 24 + $ - ⬇ =

2 $ + 27 + @ =

3 ▲ + ! + 27 =

4 @ - ** + 31 =

5 37 + ◎ - $ =

6 ▲ × 7 - ! =

도형 맞추기

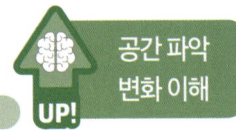

문제의 아래 칸의 도형들을 쌓은 것입니다. 도형을 잘 보고 알맞은 숫자를 찾아 계산해 보세요.

1	2	3	4	5	6	7
■	―	◣	▱	♥	↑	⬢

8	9	10	11	12	13	14
▲	▮	▢	╱	★	●	◢

보기: 9 + 1 + 11 + 3 = 24

1. + + + + =

2. + + + + =

3. + + + + =

4. + + + + =

5. + + + + =

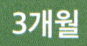
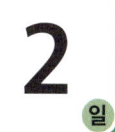
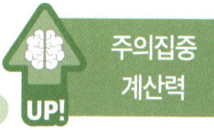

물건 가격 계산하기

다음 <보기>를 보고 꽃 가격을 계산해 보세요.

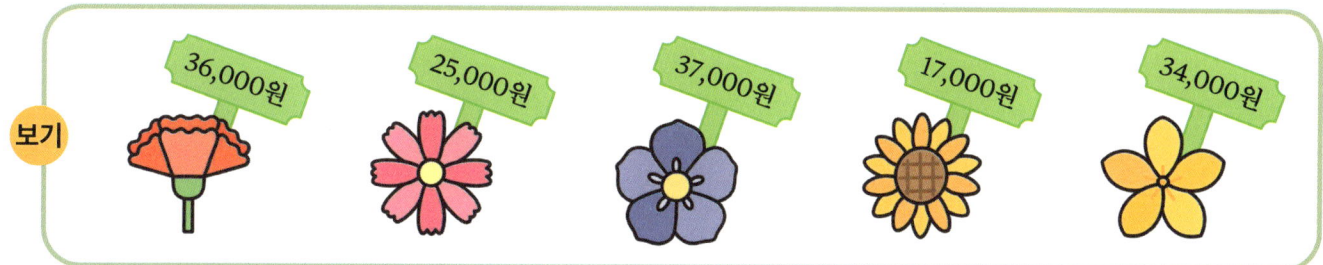

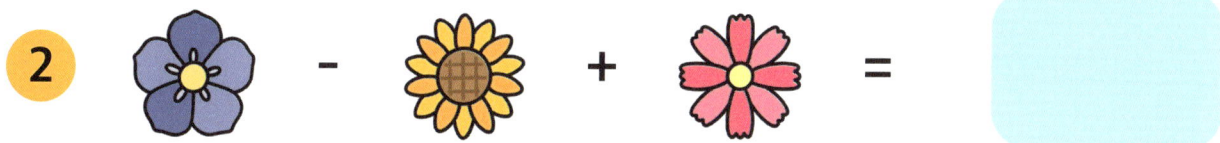

100 만들기

아래 9개의 숫자 중 4개를 더해서 100을 만들어 보세요. 단, 같은 숫자는 두 번 사용할 수 없습니다.

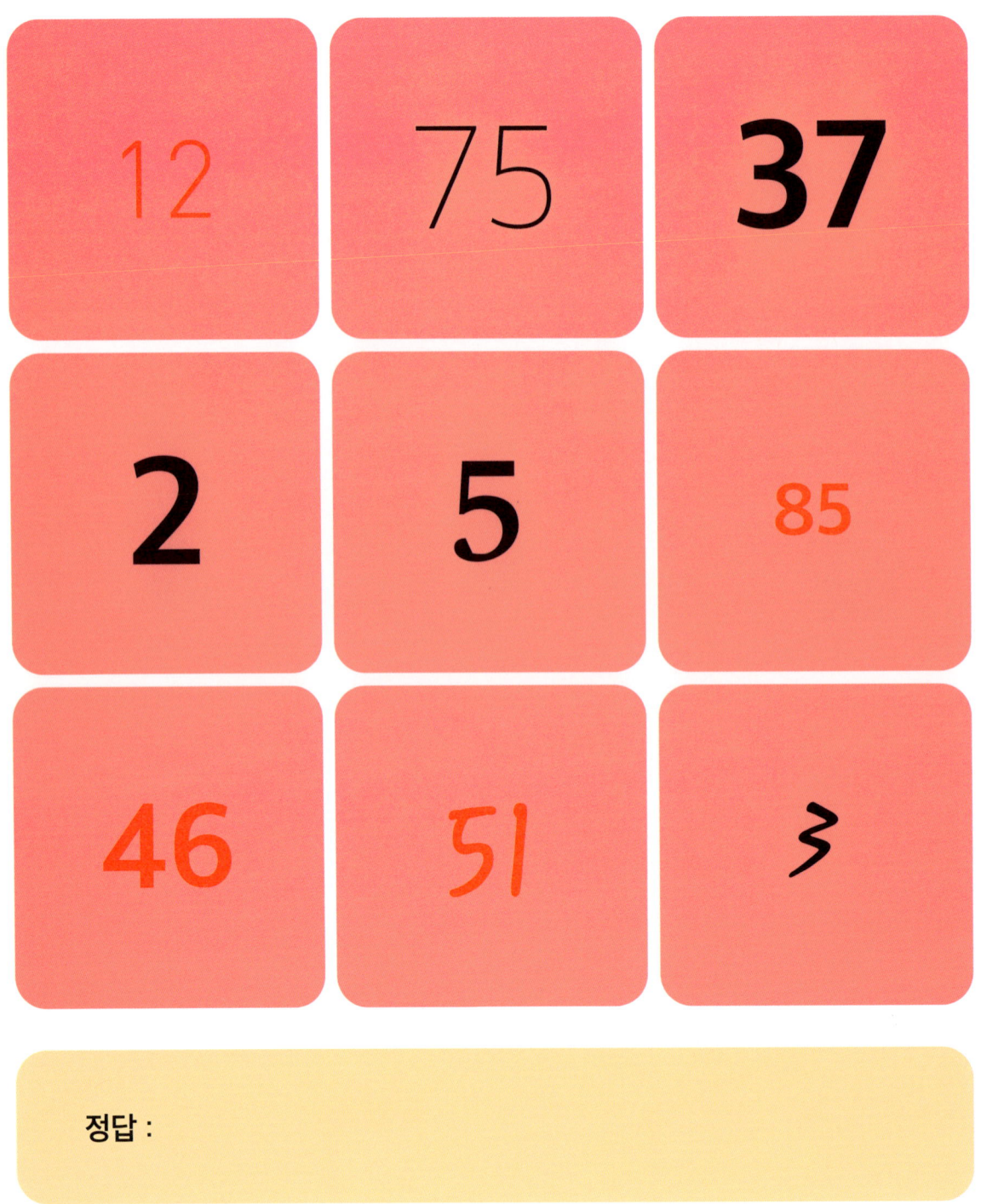

정답 :

속담 미로 퀴즈

각 칸에 쓰인 글자를 연결해 속담이 되도록 만들어 보세요. 입구부터 출구까지 ♡를 제외한 모든 칸을 한 번씩 지나야 합니다.

남	감	놓	아
의	에	♡	라
잔	치	♡	배
♡	라	아	놓
♡	한	다	♡

정답 :

구	♡	♡	♡
르	♡	는	이
는	돌	에	끼
♡	는	않	가
♡	다	지	끼

정답 :

거리 계산하기

거리를 확인하고 계산해 보세요. 계산을 다 했다면, 눈금에 거리를 표시해 봅시다.

보기 6m - 4m = **2m**

① 23m - 19m =

② 17m 80cm - 16m 60cm =

③ 8m 40cm - 7m 30cm =

④ 33m - 28m 80cm =

미로 찾기

금고를 찾아 무사히 1층으로 내려갈 수 있도록 도와주세요.

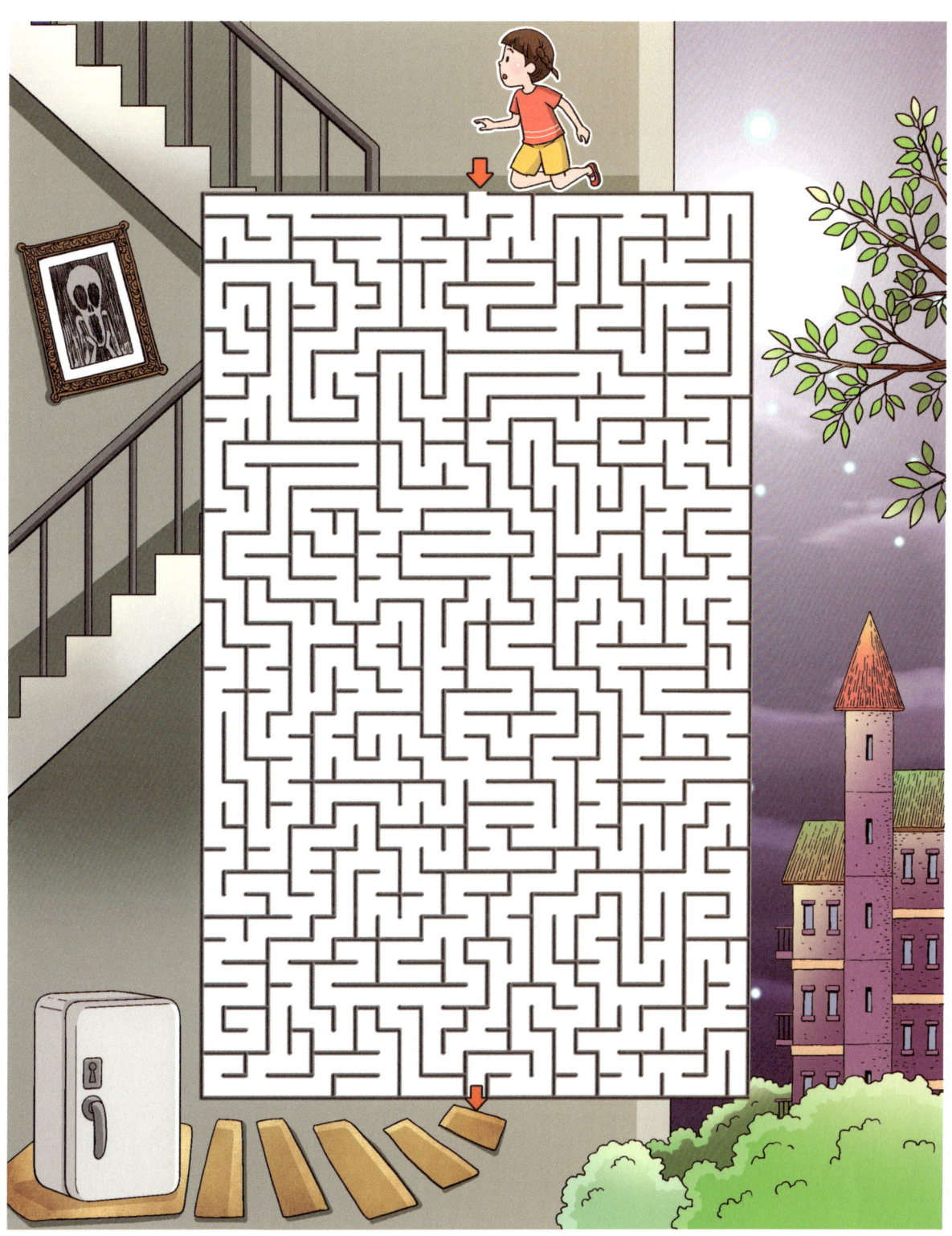

오늘의 하루

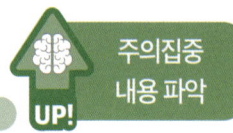

아래는 엄마의 생활 계획 일부입니다. 아침에 일어나서 해야 할 일을 시간 순서대로 나열해 보세요.

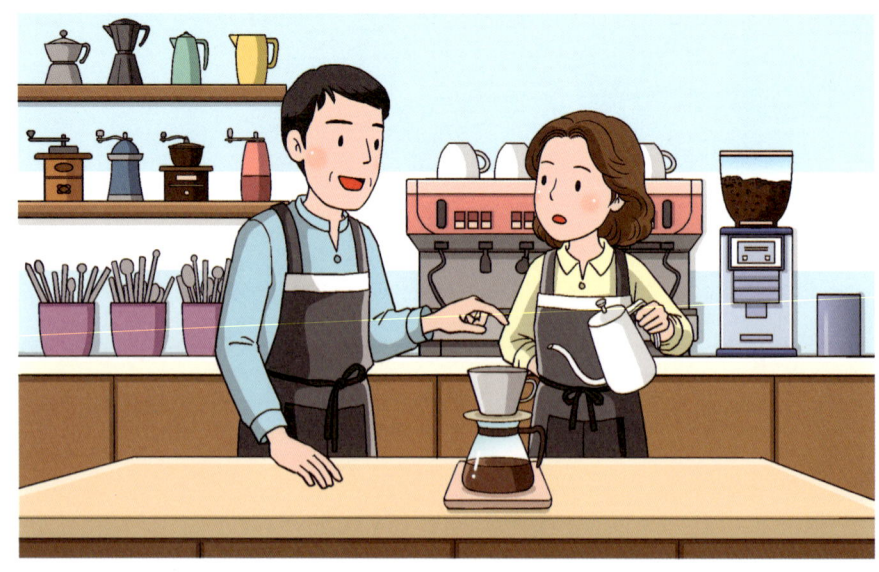

가 방학 중인 딸과 함께 오후 6시 45분에 저녁을 먹습니다.

나 오전 10시 35분 바리스타 자격증을 취득하기 위해 친구와 바리스타 학원에 갑니다.

다 친구와 함께 오후 2시 5분에 카페에서 디저트를 먹습니다.

라 집으로 돌아와 오후 4시 25분에 책을 읽습니다.

마 딸을 학원에 보내기 위해 오전 7시 37분에 일어나 씻습니다.

바 씻고 양치한 다음 오후 11시 15분에 잠자리에 듭니다.

☐ → ☐ → ☐ → ☐ → ☐ → ☐

위의 '나' 지문에 나타난 시간을 직접 그려 보세요.

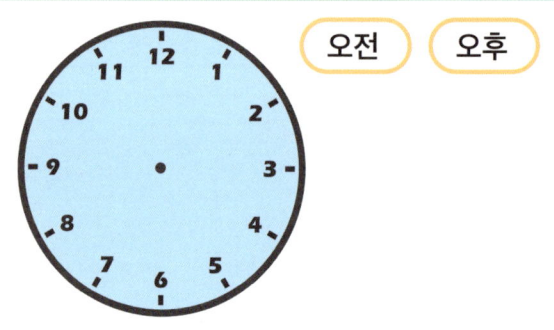

카드 동전 잇기

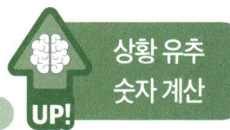

흩어진 카드와 동전에는 문제와 정답이 적혀 있습니다. 3분 안에 짝을 찾아서 연결해 보세요.

- 28+14
- 47-19
- 56+24
- 45-23
- 57+18

- 42
- 22
- 75
- 28
- 33
- 80
- 29

3개월		
4주	**2**일	# 윷놀이하기

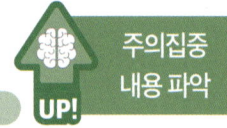

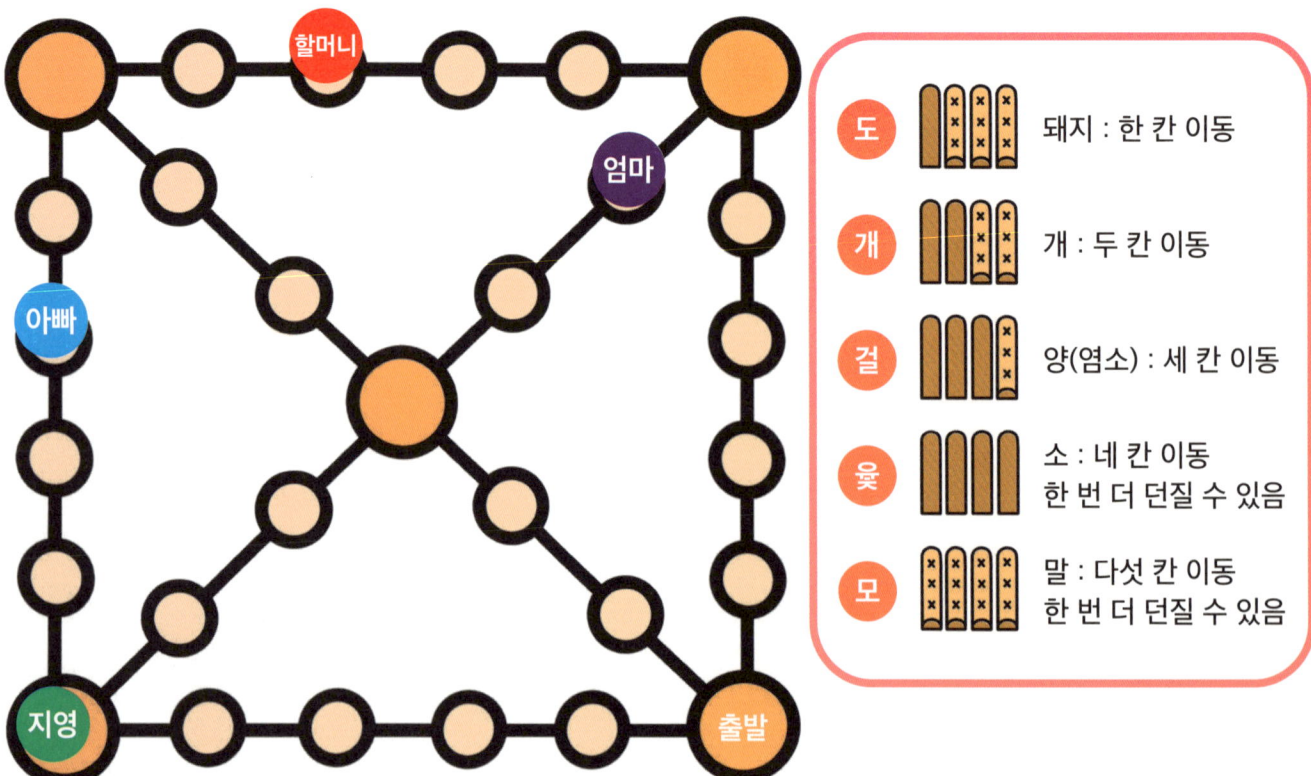

1. 만약 할머니가 [개 → 걸]이 나온다면 어디에 있을지 윷판에 표시해 보세요.

2. 만약 엄마가 [개 → 걸]이 나온다면 어디에 있을지 윷판에 표시해 보세요.

3. 아빠는 윷이 나오고 그 다음에는 개가 나왔습니다.

   그렇다면 아빠가 어디에 있을지 윷판에 표시해 보세요.

4. 현재 상태에서 할머니가 아빠의 말을 잡으려면 무슨 윷가락이 나와야 하나요?

3개월

4주

3 일

나뭇잎 수 계산하기

월 일

정답 ▸ p.123

UP! 주의집중 계산력

나뭇잎이 여기저기 흩어져 있습니다. 나뭇잎을 종류별로 세어서 아래 물음에 답해 보세요.

 + - + =

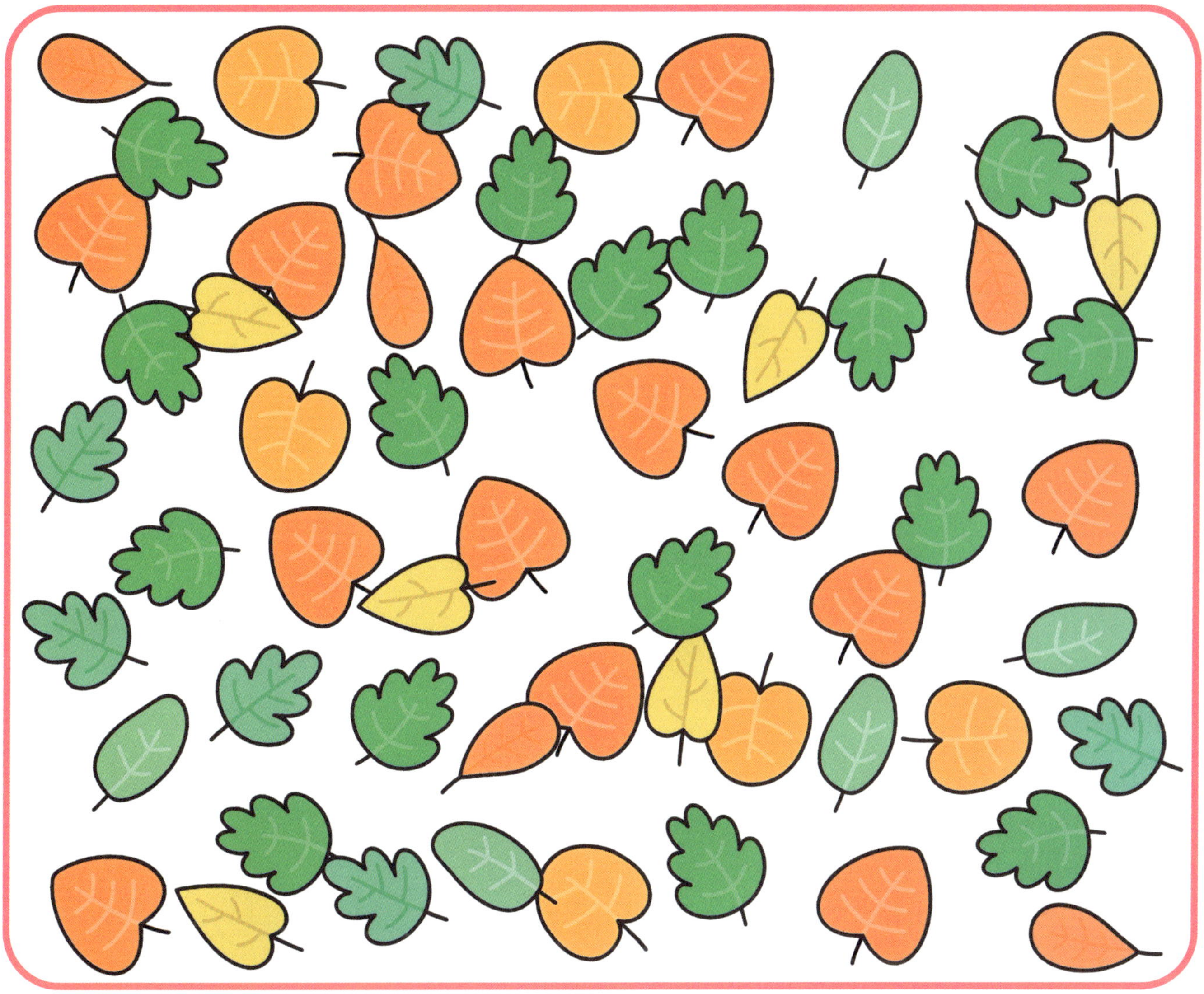

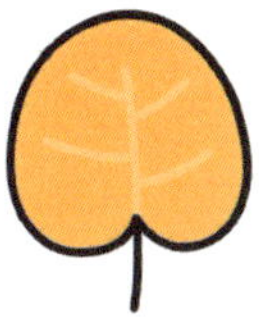

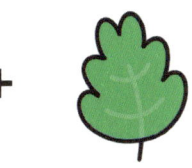

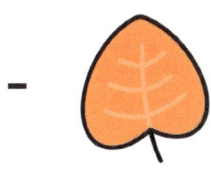

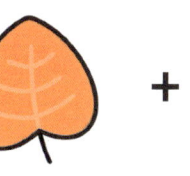

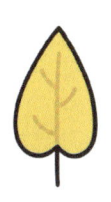

4일 다양하게 계산하기

문제에 숫자와 한글 그리고 주사위 눈금이 섞여 있습니다. 다음 문제를 계산해 보세요.

1. 이십구 + (주사위 4) - 18 =

2. 36 - (주사위 3) + 십팔 =

3. (주사위 4) + 이십팔 + 14 =

4. 46 - 십 + (주사위 5) =

5. 삼십팔 + 45 - (주사위 4) =

짝 맞추기

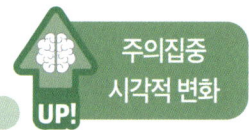

다음 그림 중 같은 것을 2개씩 묶어 짝을 지을 때, 짝이 없는 것이 1개 있습니다. 어느 것인지 찾아보세요.

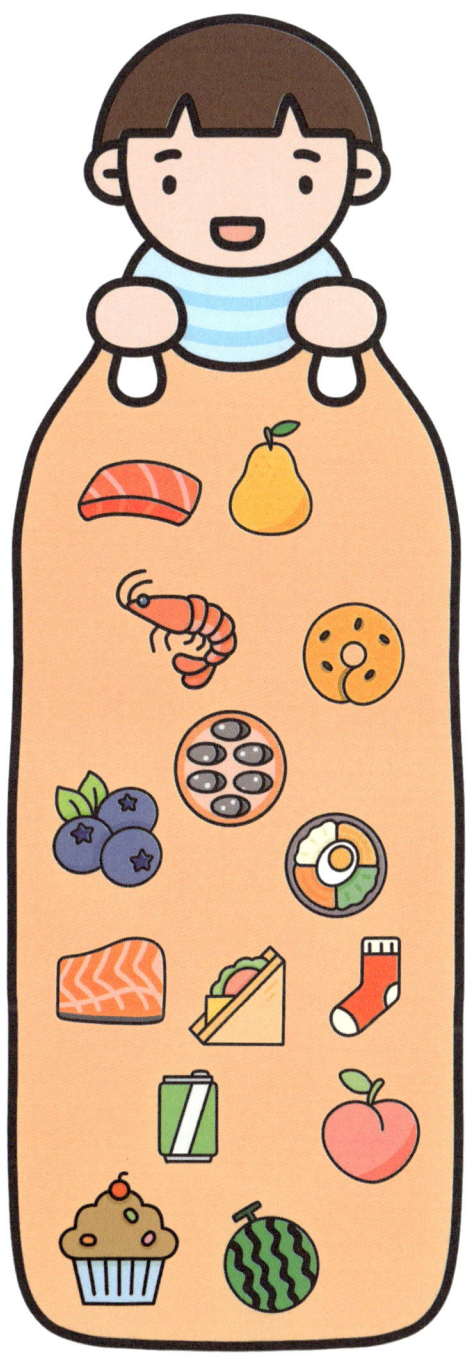
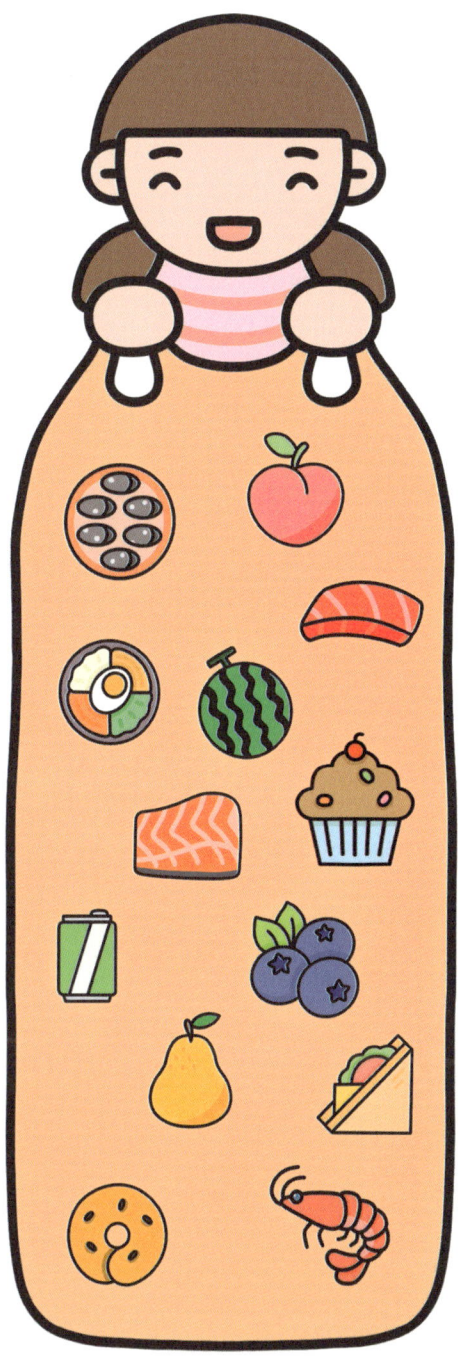

시간 전후 맞추기

다음 아래 시계의 시간을 보고 문제의 정답을 적어 보세요.

1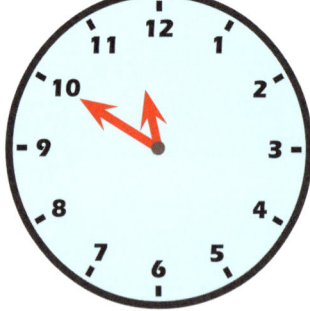

1시간 14분 후는?

3시간 45분 전은?

2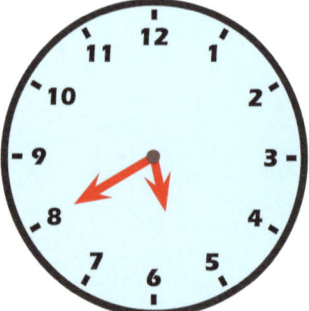

2시간 9분 후는?

4시간 전은?

3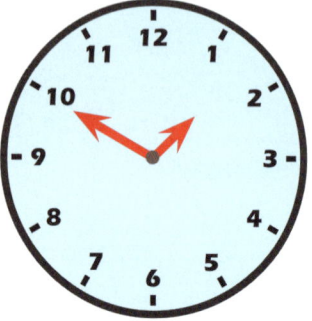

2시간 34분 후는?

5시간 전은?

4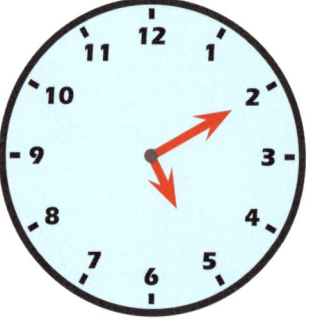

3시간 26분 후는?

2시간 10분 전은?

한 번만 등장하는 아이콘

한 번만 등장하는 아이콘이 1개 있습니다. 그 아이콘을 찾아서 동그라미 하세요.

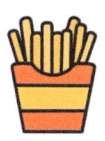  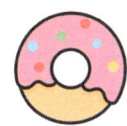    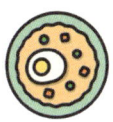

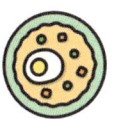 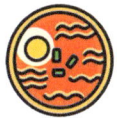   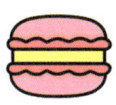  

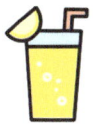 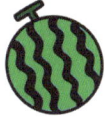    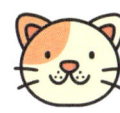 

    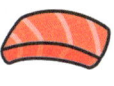  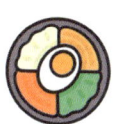

 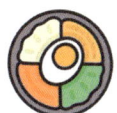 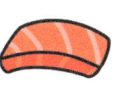  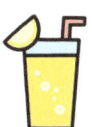 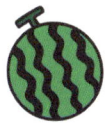 

  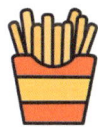 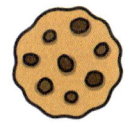 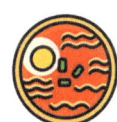  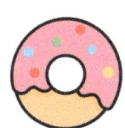

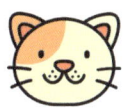 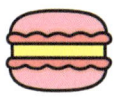     

좋은 글 필사하기

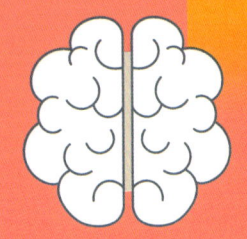

[읽기] 아래 문장을 천천히 읽어 봅시다.

쉬워 보이는 일도 막상 해 보면 어렵다.

못할 것 같은 일도 일단 시작하고 노력하면 이루어진다.

모든 일은 쉽다고 얕볼 것이 아니고,

어렵다고 팔짱을 끼고 외면할 일도 아니다.

쉬운 일도 신중히 하고

두렵고 곤란한 일도 겁내지 말고 해 보아야 한다.

[쓰기] 다음 글자 위에 펜으로 따라 써 봅시다.

쉬워 보이는 일도 막상 해 보면 어렵다.

못할 것 같은 일도 일단 시작하고 노력하면 이루어진다.

모든 일은 쉽다고 얕볼 것이 아니고,

어렵다고 팔짱을 끼고 외면할 일도 아니다.

쉬운 일도 신중히 하고

두렵고 곤란한 일도 겁내지 말고 해 보아야 한다.

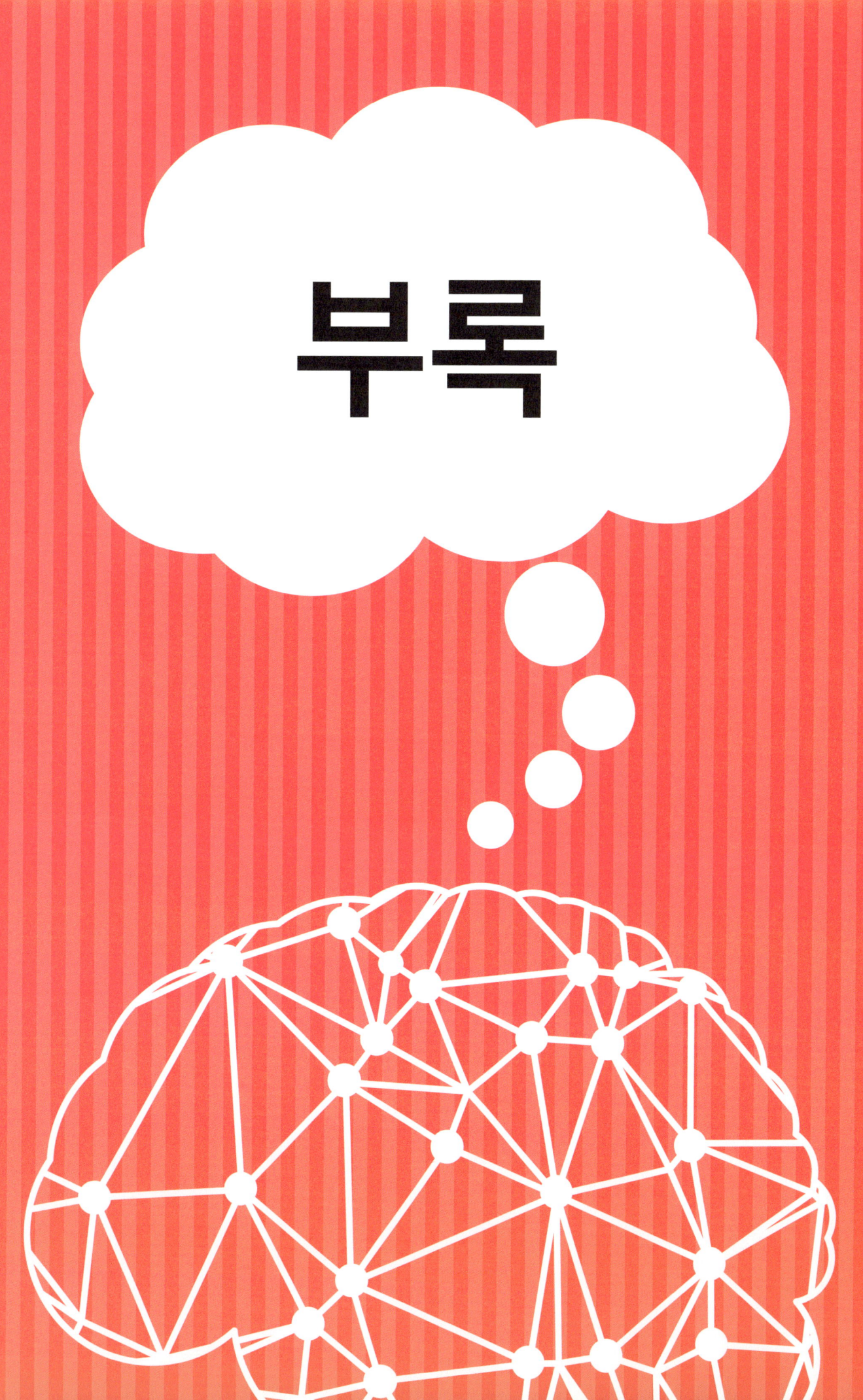

컬러링 색연필과 펜만 있으면 당장 시작할 수 있습니다. 색칠하다 보면 자신도 모르게 정신 집중과 이완을 통한 기분 전환과 스트레스 해소 효과를 얻을 수 있습니다.

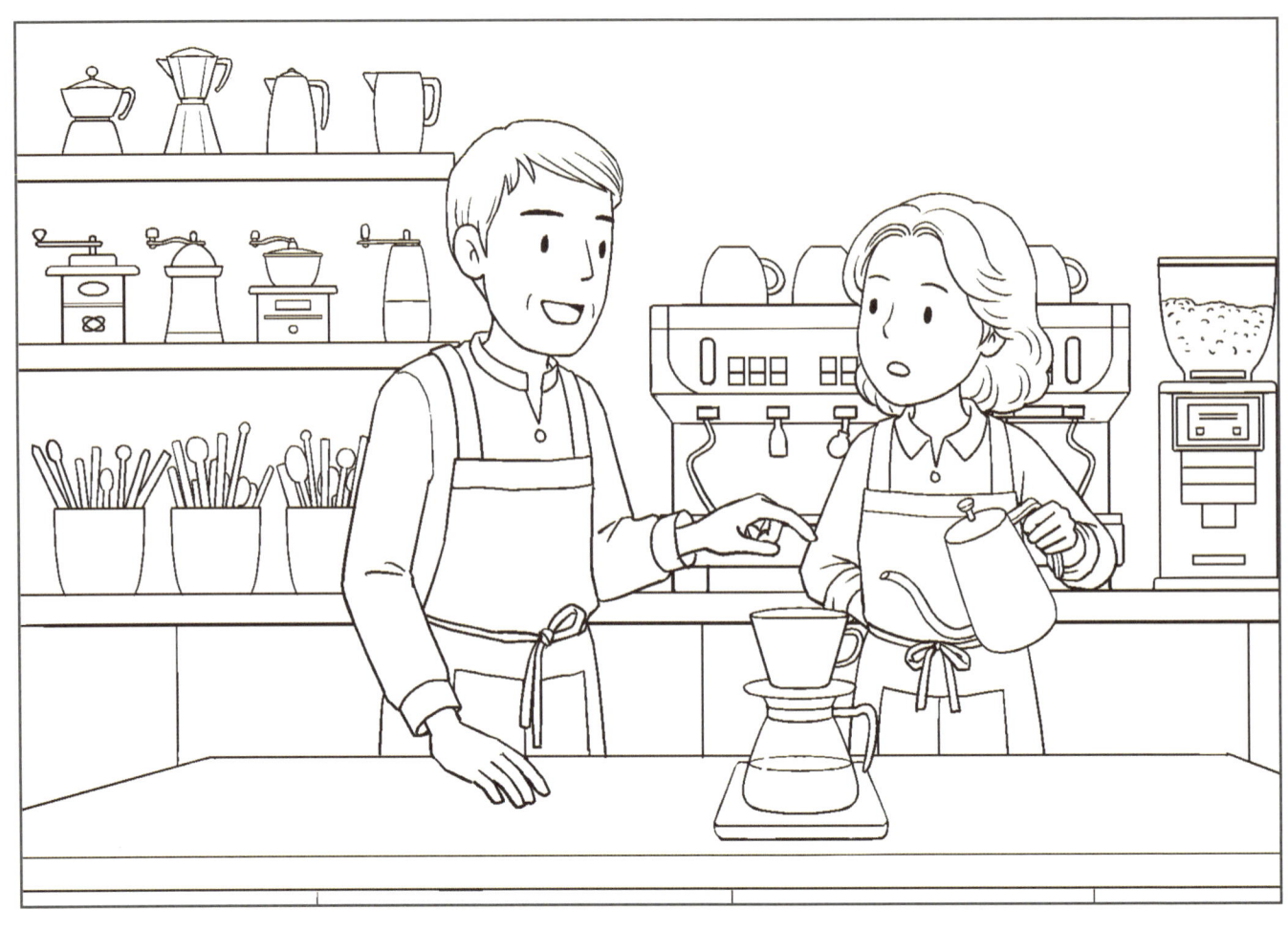

컬러링

색연필과 펜만 있으면 당장 시작할 수 있습니다. 색칠하다 보면 자신도 모르게 정신 집중과 이완을 통한 기분 전환과 스트레스 해소 효과를 얻을 수 있습니다.

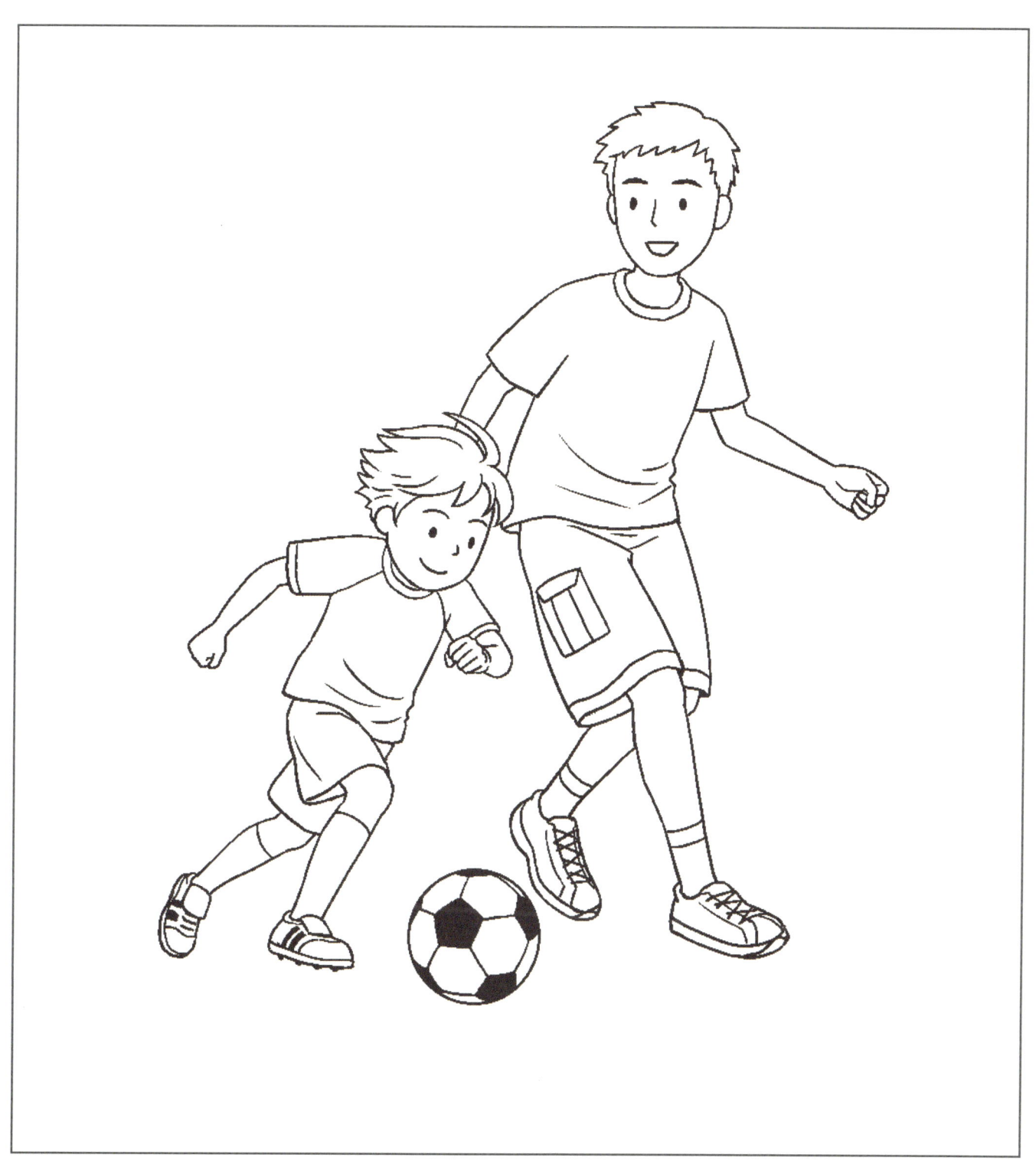

컬러링

색연필과 펜만 있으면 당장 시작할 수 있습니다. 색칠하다 보면 자신도 모르게 정신 집중과 이완을 통한 기분 전환과 스트레스 해소 효과를 얻을 수 있습니다.

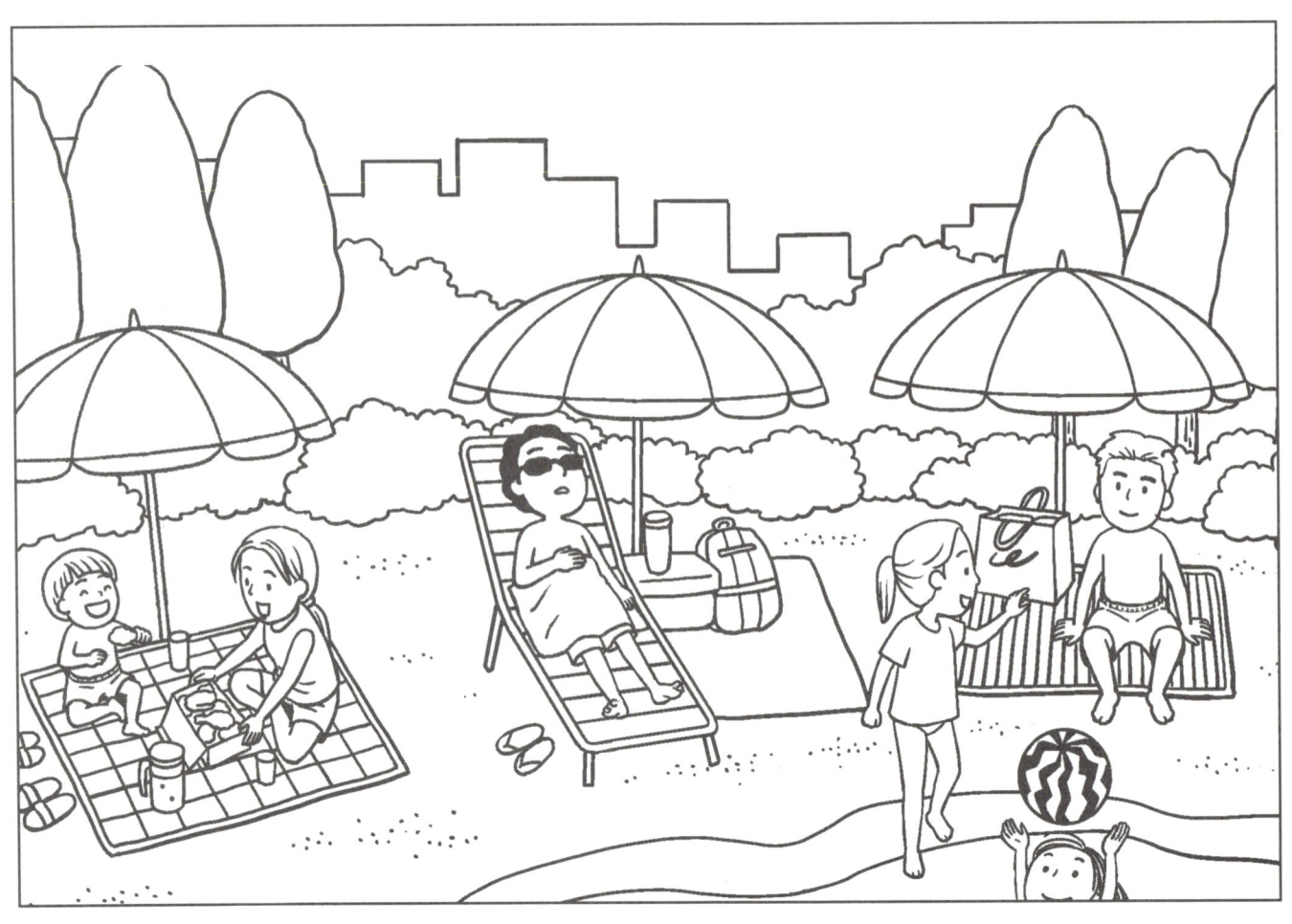

컬러링

색연필과 펜만 있으면 당장 시작할 수 있습니다. 색칠하다 보면 자신도 모르게 정신 집중과 이완을 통한 기분 전환과 스트레스 해소 효과를 얻을 수 있습니다.

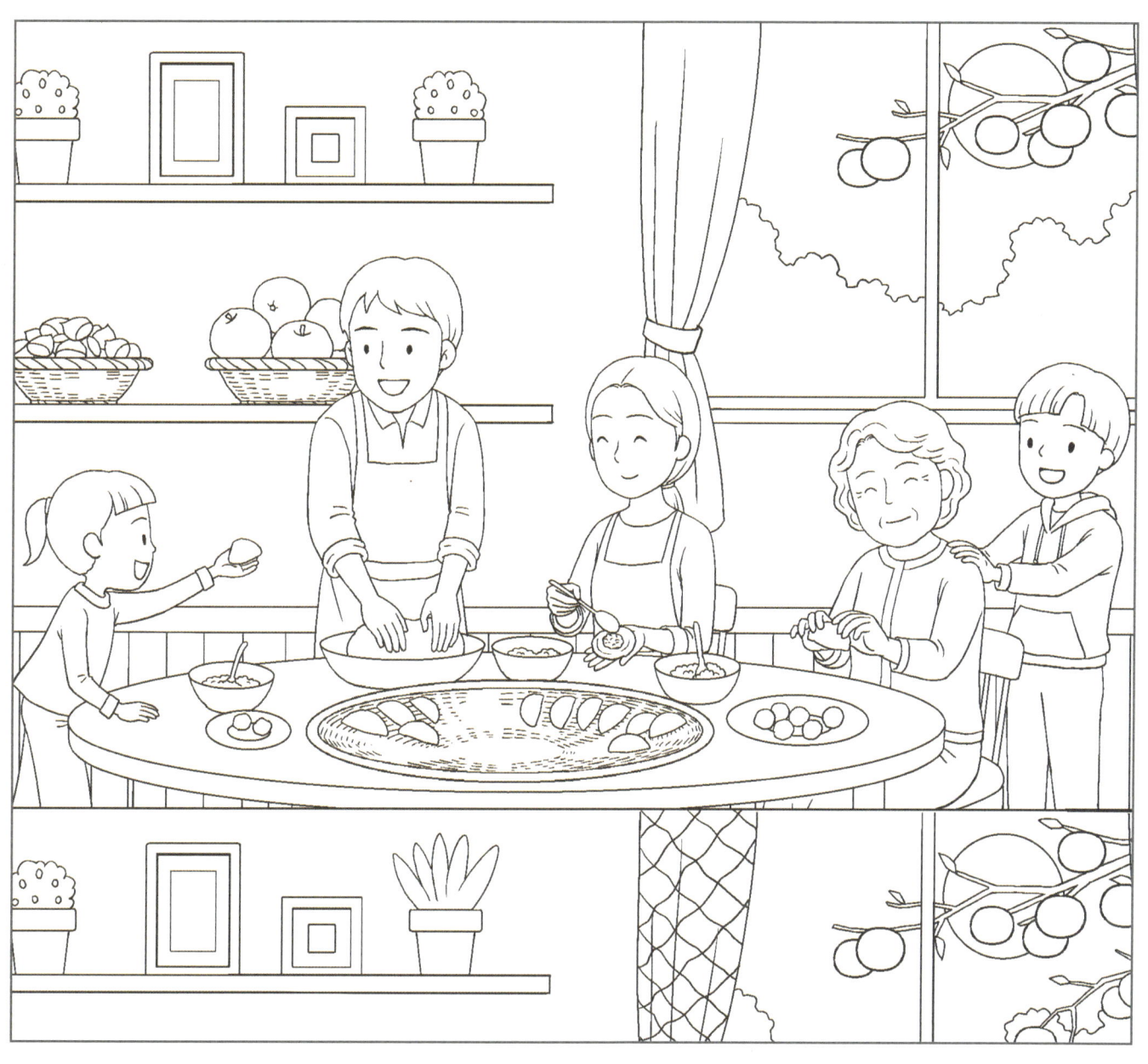

컬러링 색연필과 펜만 있으면 당장 시작할 수 있습니다. 색칠하다 보면 자신도 모르게 정신 집중과 이완을 통한 기분 전환과 스트레스 해소 효과를 얻을 수 있습니다.

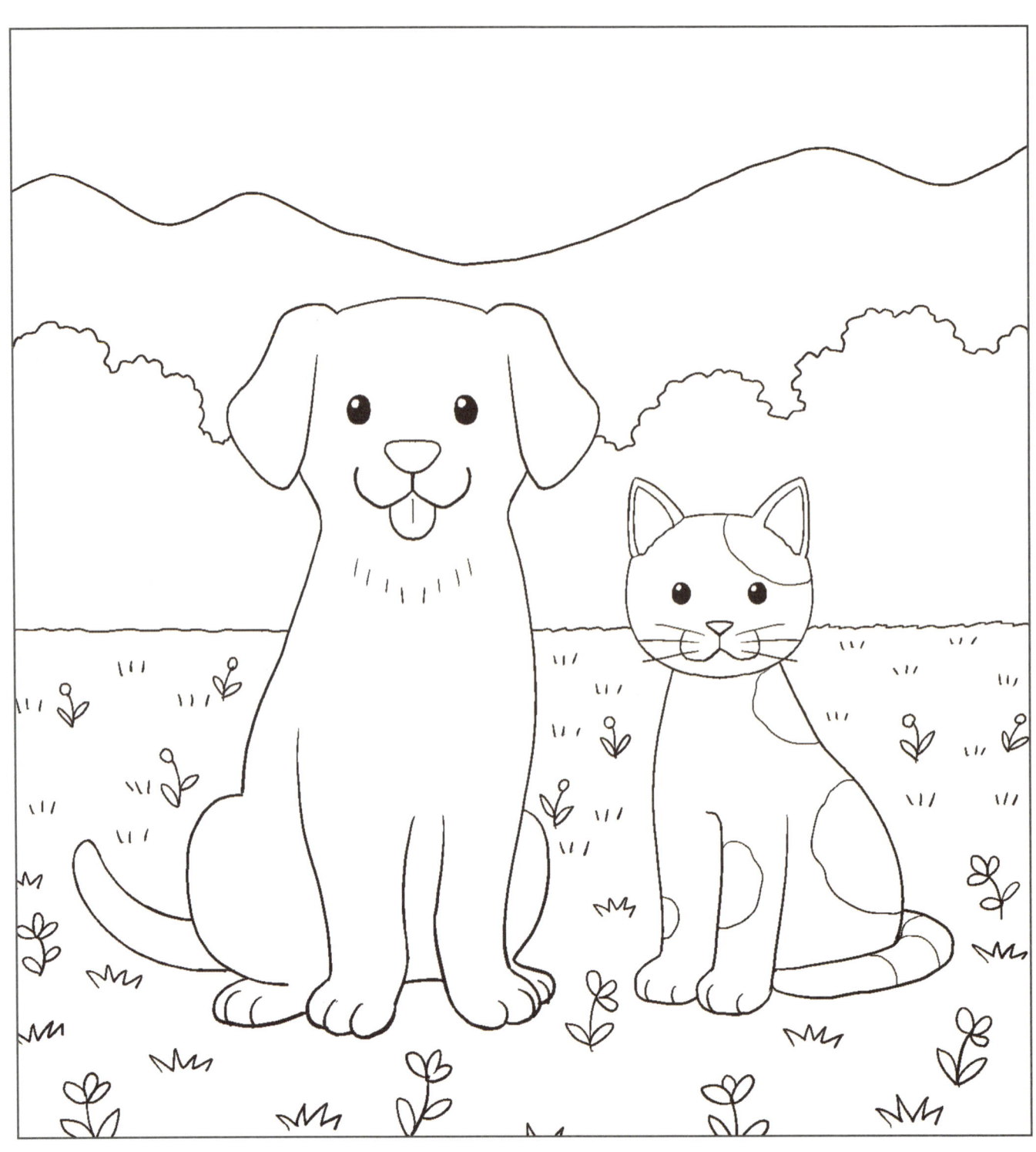

정답

1개월

1개월 1주차

	1일	2일	3일	4일	5일	6일	7일
1개월 1주차	① 158,500 ② 186,940 ③ 82,900 ④ 68,000	① 8개 ② 6개 ③ 6개 ④ 11개 ⑤ 8개	p. 124 참조	① 28점 ② 51점 ③ 나리 선수, 25점 ④ 나리 선수 ⑤ 예준 선수	p. 124 참조	29.5kg	③

1개월 2주차

	1일	2일	3일	4일	5일	6일	7일
1개월 2주차	p. 124 참조	p. 124 참조	① 어머니, 아버지, 남동생, 이운동 ② 1시간 5분	p. 124 참조	① 바다제비 ② 비녀, 다리미 ③ 3개 ④ 축구 ⑤ 파란색	① 6, 7, 3, 4 ② 1, 3, 7, 9 ③ 4, 6, 8, 2	p. 124 참조

1개월 3주차

	1일	2일	3일	4일	5일	6일	7일
1개월 3주차	p. 124 참조	p. 124 참조	p. 124 참조	p. 124 참조	p. 124 참조	④	p. 124 참조

1개월 4주차

	1일	2일	3일	4일	5일	6일	7일
1개월 4주차	① 5 ② 12 ③ 4 ④ 10 ⑤ 11	p. 125 참조	p. 125 참조	p. 125 참조	① 31 ② 7, 19, 34 ③ 39 / 14, 24, 34, 44 ④ 23, 32, 45 / 15, 25, 35	p. 125 참조	32, 27, 22

정답 121

정답

2개월

2개월 1주차

	1일	2일	3일	4일	5일	6일	7일
2개월 1주차	258,850원	순서대로 찾아보세요	① 승연 가게 ② 51,500원 ③ 3,000원 ④ 10,600원 ⑤ 승연 가게	p. 125 참조	7,650원	① 공든 탑이 무너지랴 ② 모난 돌이 정 맞는다 ③ 강 건너 불 보듯 한다	① 83 ② 70 ③ 35 ④ 69

2개월 2주차

	1일	2일	3일	4일	5일	6일	7일
2개월 2주차	① 구름 항공 ② 별 항공 ③ 12:44 ④ 신승호, 강기영	① 552 ② 768 ③ 291	① 2, B ② 4, G ③ 4, A	p. 125 참조	① 24 ② 35 ③ 35 ④ 28 ⑤ 35	① 16, 48, 64, 32 ② 12, 36, 24, 48 ③ 14, 28, 42, 56 ④ 54, 18, 36, 72	잘 따라 그려 보세요

2개월 3주차

	1일	2일	3일	4일	5일	6일	7일
2개월 3주차	① 52,500원 ② 30,400원 ③ 16,400원 ④ 54,000원 ⑤ 25,000원 ⑥ 178,300원	① 아비규환 ② 삼고초려 ③ 금수강산 ④ 형설지공 ⑤ 감탄고토 ⑥ 견강부회	① 20 ② 6 ③ 2 ④ 36	p. 125 참조	① 8 ② 34 ③ 9	p. 125 참조	① 거실 ② X ③ 침대방, 주방 ④ 아무것도 없다 ⑤ X

2개월 4주차

	1일	2일	3일	4일	5일	6일	7일
2개월 4주차	① ADCB ② DACB ③ CADB ④ DBAC	p. 125 참조	②	① 10시간 53분 ② 8시간 33분 ③ 2시간 9분 ④ 5시간 33분 ⑤ 12시간 40분 ⑥ 6시간 31분	p. 125 참조	① 음악 연주회 ② 10월 30일, 행복 레스토랑 ③ 10월 14일, 화요일 ④ 아들 생일 ⑤ 10월 18일	p. 125 참조

3개월

	1일	2일	3일	4일	5일	6일	7일
3개월 1주차	① 245,040원, 60,650원 ② 305,690원	홈	p. 125 참조	①	p. 126 참조	① 42 ② 21 ③ 53 ④ 31 ⑤ 64	p. 126 참조

	1일	2일	3일	4일	5일	6일	7일
3개월 2주차	p. 126 참조	① 451,800원 ② 454,600원	① 4, 5, 3, 1, 13 ② 5, 1, 3, 2, 9 ③ 5, 4, 2, 3, 19 ④ 5, 6, 2, 3, 31	① 김유리, 김훈, 강지연, 강나미, 김예준, 조미나 ② 강지연 ③ 배추 ④ 11,000원	① 95 ② 36 ③ 12 ④ 59	p. 126 참조	① 23 ② 40 ③ 45 ④ 32 ⑤ 35 ⑥ 70

	1일	2일	3일	4일	5일	6일	7일
3개월 3주차	p. 126 참조	① 98,000원 ② 45,000원 ③ 19,000원 ④ 78,000원 ⑤ 18,000원	12, 37, 46, 5	① 남의 잔치에 감 놓아라 배 놓아라 한다 ② 구르는 돌에는 이끼가 끼지 않는다	p. 126 참조	p. 126 참조	p. 126 참조

	1일	2일	3일	4일	5일	6일	7일
3개월 4주차	p. 126 참조	p. 126 참조	15	① 15 ② 52 ③ 45 ④ 41 ⑤ 79	p. 126 참조	① 1시 4분, 8시 5분 ② 7시 49분, 1시 40분 ③ 4시 24분, 8시 50분 ④ 8시 36분, 3시	p. 126 참조

정답

1개월 1주차 3일
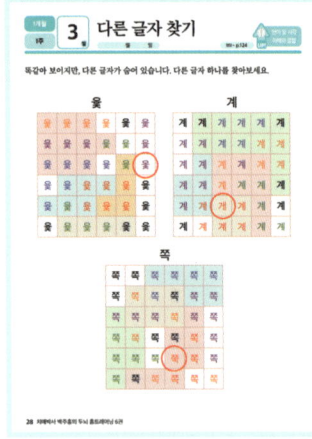

1개월 1주차 5일
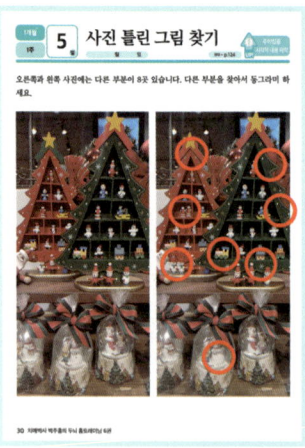

1개월 2주차 1일
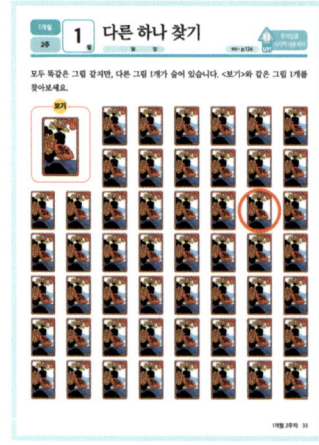

1개월 2주차 2일
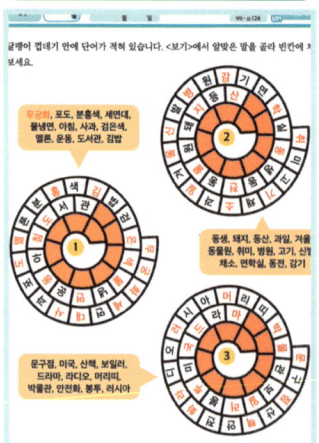

1개월 2주차 4일
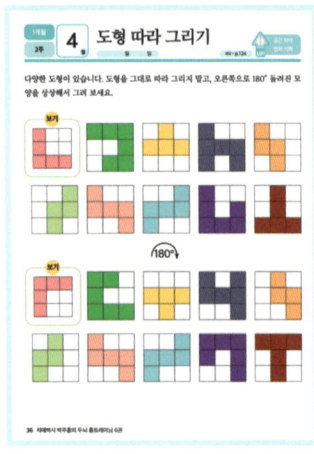

1개월 2주차 7일
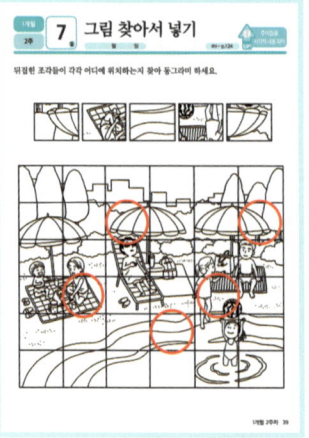

1개월 3주차 1일
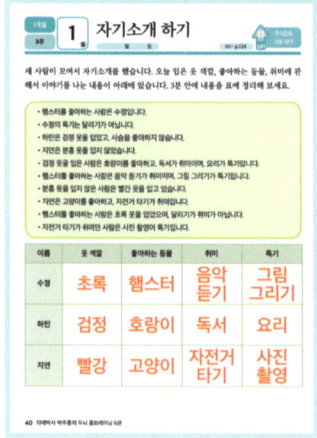

1개월 3주차 2일
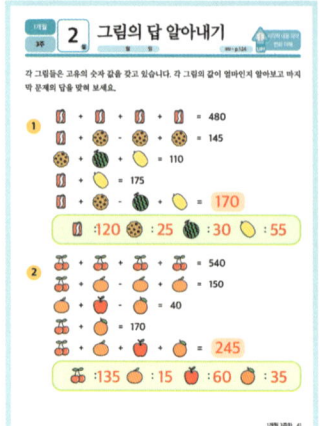

1개월 3주차 3일
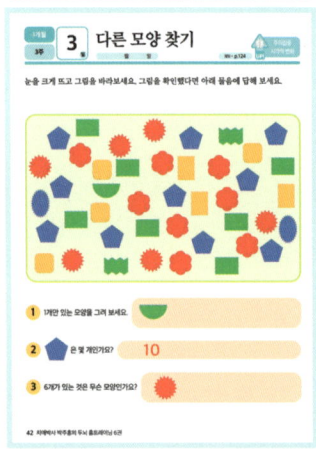

1개월 3주차 4일
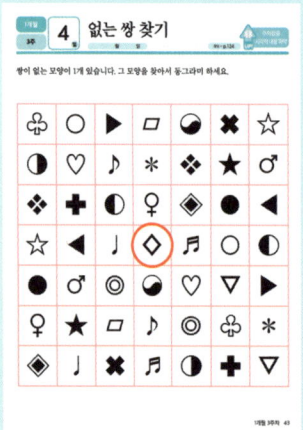

1개월 3주차 5일
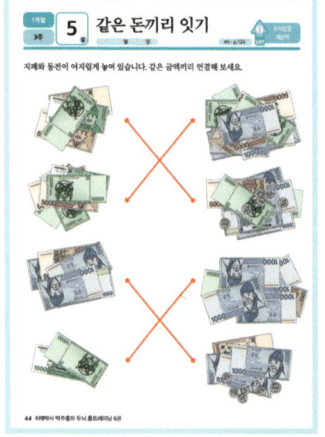

1개월 3주차 7일
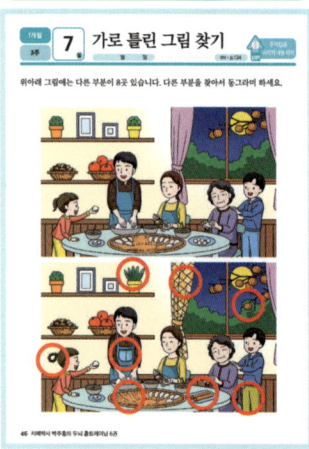

124 정답

1개월 4주차 2일
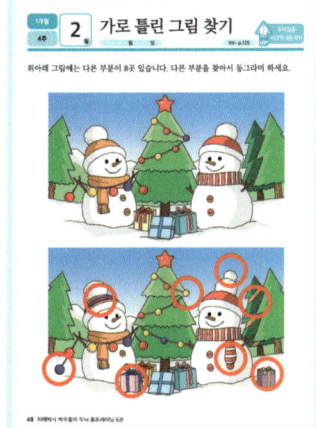

1개월 4주차 3일
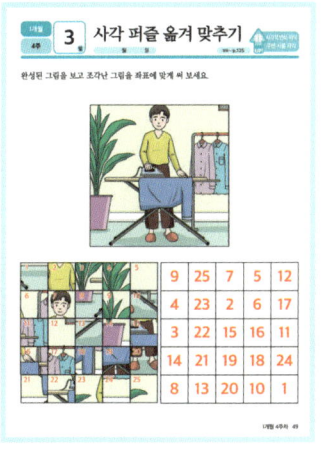

1개월 4주차 4일
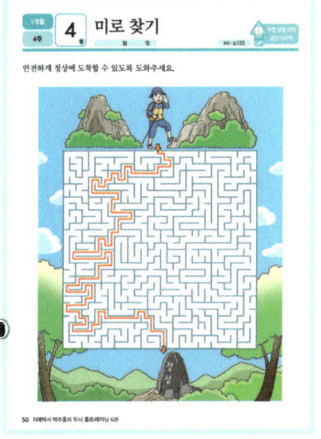

1개월 4주차 6일
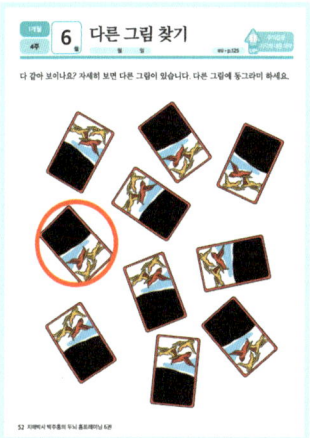

2개월 1주차 4일
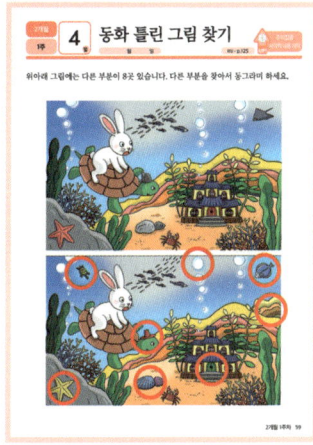

2개월 2주차 4일
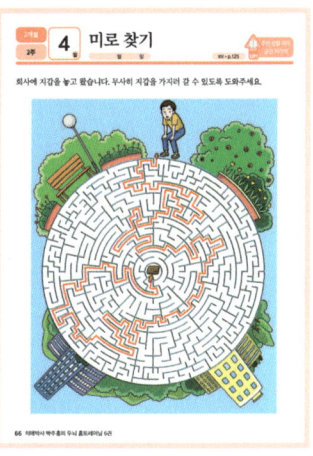

2개월 3주차 4일
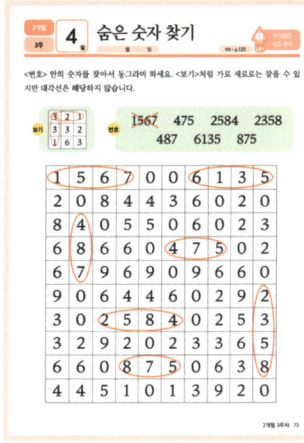

2개월 3주차 6일
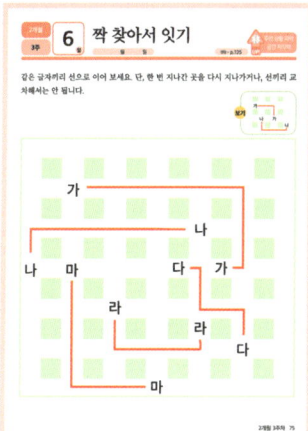

2개월 4주차 2일
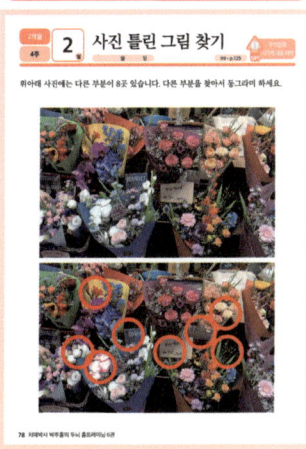

2개월 4주차 5일
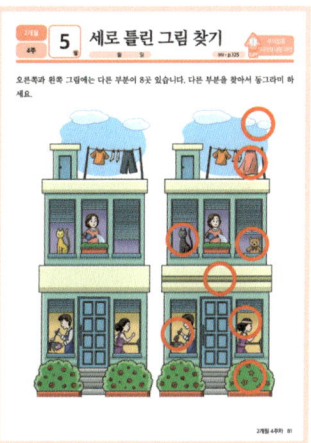

2개월 4주차 7일
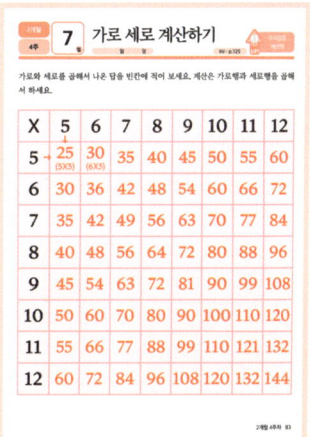

3개월 1주차 3일
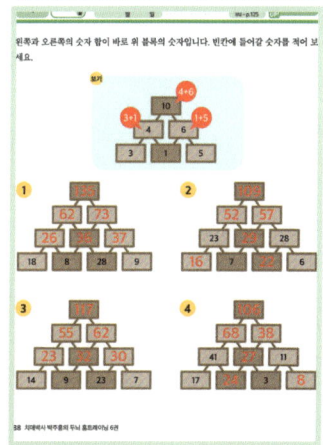

정답

3개월 1주차 5일
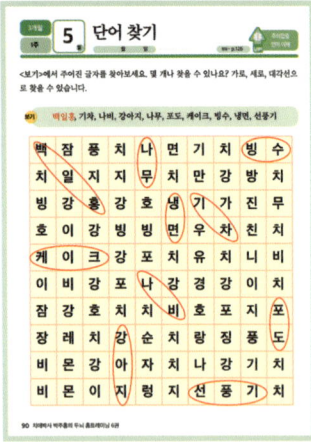

3개월 1주차 7일
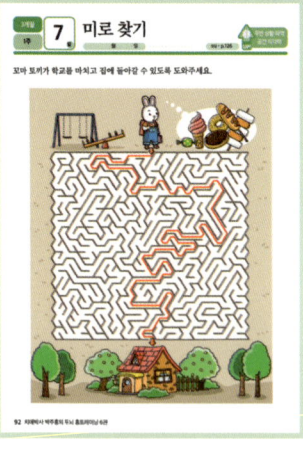

3개월 2주차 1일
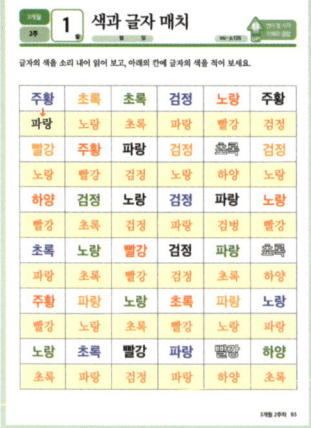

3개월 2주차 6일
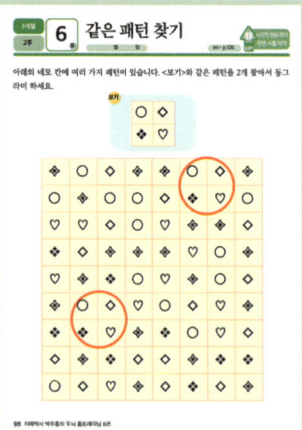

3개월 3주차 1일
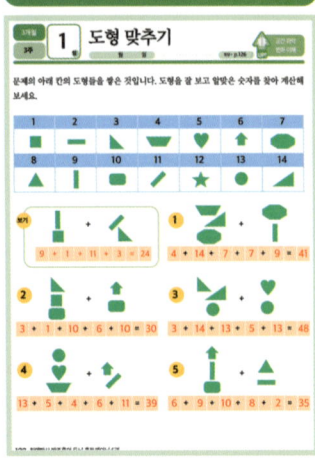

3개월 3주차 5일
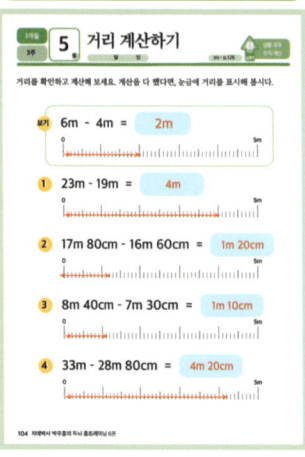

3개월 3주차 6일
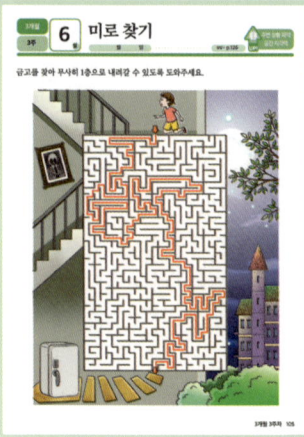

3개월 3주차 7일
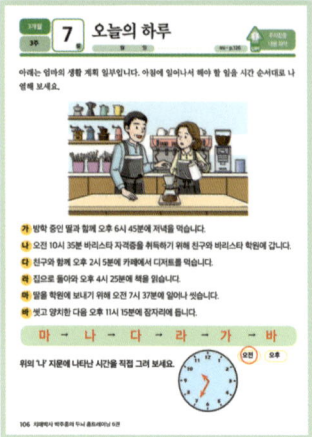

3개월 4주차 1일
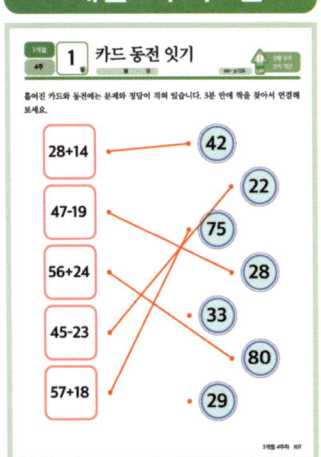

3개월 4주차 2일
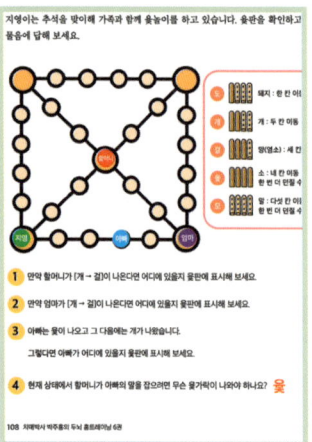

3개월 4주차 5일
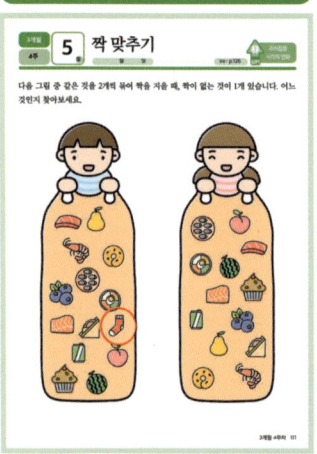

3개월 4주차 7일
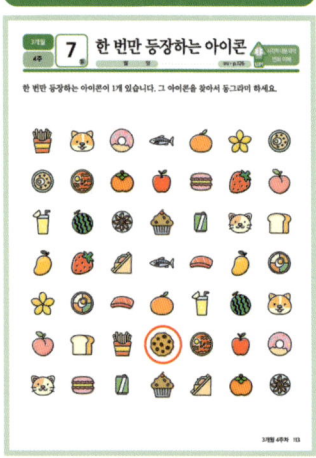

국민 건강 주치의 박주홍 박사의 뇌질환 3부작!

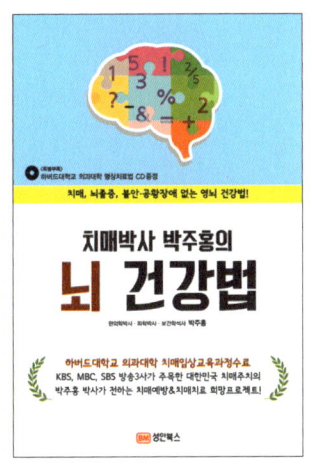

치매박사 박주홍의
뇌 건강법
박주홍 지음 | 288쪽 | 15,000원

날씬하고 건강한 몸을 위해 다이어트와 운동을 하듯
뇌 관련 질환인 치매, 뇌졸중, 불안, 공황장애 없이
건강한 두뇌로 오래 잘 살고 싶다면
일상의 습관《뇌 건강법》으로 뇌를 평생 젊게 유지하라!

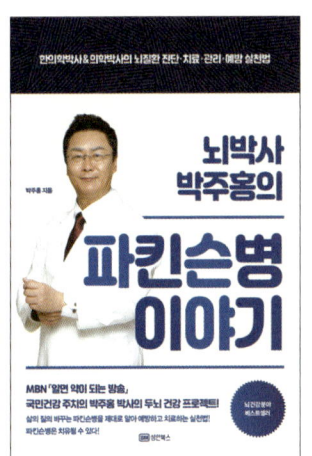

뇌박사 박주홍의
파킨슨병 이야기
박주홍 지음 | 280쪽 | 16,000원

가장 걸리기 싫은 병 1순위인 뇌질환에 대한 진단·치료·관리·예방 실천법.
3대 뇌질환 중 하나인 파킨슨병에 대한 한의학박사&의학박사의
한·양방 통합 치료와 예방법.
뇌의 노화를 예방하고 아프지 않은 건강한 뇌를 만드는 생활습관개선 방법.
정신적인 뇌 건강(마음)+신체적 뇌 건강+건강한 몸의 조화로 숨쉬는
건강한 뇌를 만드는 습관.

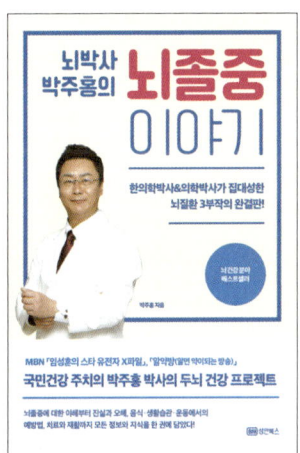

뇌박사 박주홍의
뇌졸중 이야기
박주홍 지음 | 448쪽 | 25,000원

뇌 관련 3대 질환(치매, 파킨슨병, 뇌졸중) 중 하나인
뇌졸중에 대한 한·양방 치료의 모든 것!
뇌를 알아야 제대로 관리할 수 있습니다!
뇌졸중, 뇌가 바람을 맞기 전에 미리 예방하세요.